U0301355

Design, Execution, and Management of
Medical Device
Clinical Trials

医疗器械临床试验的
设计、实施与管理

◎原著 [美] Salah M. Abdel–Aleem

◎主译 李 卫

中国科学技术出版社
·北 京·

图书在版编目（CIP）数据

医疗器械临床试验的设计、实施与管理 / (美) 萨拉赫·M. 阿卜杜勒 – 阿莱姆 (Salah M. Abdel-Aleem) 原著；李卫主译 . — 北京：中国科学技术出版社，2020.11 （2023.3 重印）

书名原文：Design, Execution, and Management of Medical Device Clinical Trials

ISBN 978-7-5046-8782-1

Ⅰ . ①医… Ⅱ . ①萨… ②李… Ⅲ . ①医疗器械—临床应用 Ⅳ . ① R197.39

中国版本图书馆 CIP 数据核字 (2020) 第 174000 号

著作权合同登记号：01-2020-5525

策划编辑	焦健姿　费秀云
责任编辑	孙　超
装帧设计	佳木水轩
责任印制	徐　飞

出　　版	中国科学技术出版社
发　　行	中国科学技术出版社有限公司发行部
地　　址	北京市海淀区中关村南大街 16 号
邮　　编	100081
发行电话	010-62173865
传　　真	010-62179148
网　　址	http://www.cspbooks.com.cn

开　　本	710mm×1000mm　1/16
字　　数	200 千字
印　　张	13.75
版　　次	2020 年 11 月第 1 版
印　　次	2023 年 3 月第 3 次印刷
印　　刷	北京长宁印刷有限公司
书　　号	ISBN 978-7-5046-8782-1 / R·2608
定　　价	138.00 元

版权说明

献词

谨以本书献给我的母亲 Farha、我亲爱的妻子 Maro 及我的儿子 Omar、Tarek 和 Yussuf。正是你们的支持极大地鼓舞了我。

译者名单

主　译　李　卫

副主译　（以姓氏笔画为序）

王　杨　尹　潞　成小如

译　者　（以姓氏笔画为序）

丁丽娟　王旭霞　王闯世　白银晓　朱熠冰　刘小云

刘方媛　刘炜达　孙　毅　苏　瑞　李小萌　李立康

李思冬　邹健美　陈　娇　陈　莹　陈　舸　范肖雪

周德卿　郎欣月　赵延延　胡　泊　姚晨瑞　袁丽凤

贾　宣　韩　志　韩国亮

学术秘书　刘炜达

内容提要

　　本书引进自世界知名的 WILEY 出版社，由 Proteus 生物医药公司高级临床运营经理 Salah M. Abdel-Aleem 博士领衔编写。本书内容全面丰富，涵盖但不限于临床试验相关的文件及程序手册、临床试验统计学方法的考虑、FDA 适用于医疗器械的关键法规、研究者发起的临床试验、生物伦理学原则，以及临床研究方案设计中一些具有挑战性的问题，同时结合以往临床试验实际案例，对完成医疗器械临床试验的全流程进行阐述。书中所述的专业知识兼具深度和广度，可指导临床研究人员更好地执行医疗器械临床研究任务和活动，非常适合临床研究领域工作人员，特别是临床科学家、临床管理人员、生物统计学家、数据管理人员和临床协调员等作为培训手册使用。

译者前言

　　随着国家 2015 年连续出台多项政策，鼓励企事业单位从业人员利用所学投身医疗器械产品创新及转化工作后，医疗器械产品的研发如日中天，新产品层出不穷，为广大用药疗效不佳患者带来了福音。为了确保上市产品的安全性和有效性，2016 年国家食品药品监督管理总局（现更名为国家药品监督管理局）暨中华人民共和国国家卫生和计划生育委员会（现更名为国家卫生健康委员会）联合发布的第 25 号令《医疗器械临床试验质量管理规范》，要求医疗器械临床试验需在经资质认定的临床试验机构中，对拟申请注册的医疗器械在正常使用条件下的安全性和有效性进行确认或验证。因此，很多医疗器械、特别是高风险的Ⅲ类医疗器械，要成功获批上市，必须按照上述法规要求进行规范的医疗器械临床试验。特别是随着我国于 2017 年加入人用药物注册技术国际协调会（ICH）成为 ICH 成员国以后，国家对医疗器械产品获批上市的审批及监管要求日趋与国际接轨，连续出台了一系列医疗器械临床试验的法规和指导原则，用以规范医疗器械临床试验设计、实施及结果评价的全过程，以确保医疗器械临床试验设计科学合理、过程质量可控、结果准确可靠、结论科学可信。

　　但是，译者在从事医疗器械临床试验设计及评价的多年工作中，发现很多参与医疗器械研发工作的相关人员对于国家医疗器械临床试验的全流程及其相关法规并不十分了解，以至于很多好的产品由于试验设计、实施或质量控制的缺陷，导致延缓或无法最终走上市场的悲剧。为了让国内从事医疗器械临床试验的相关人员对医疗器械临床试验的全流程及其相关质量要求有一个更全面、深刻的认识，从而客观地评价被试产品的安全性和有效性，更好地为广大患者服务，本人经过层层筛选，最终选定此书与大家分享，并希冀借众人之力，推动我国医疗器械临床试验的规范化，以期更多既安全又有效的产品能够早日获批走向国内外市场，造福广大患者。

本书不仅较为全面地介绍了医疗器械临床试验过程中涉及的各个方面，还介绍了医疗器械临床试验的相关法规。对于原著中用了大量篇幅关注的医疗器械监管较严格的美国食品药品管理局的相关法规，虽然与国内现行法规存在一定差距，但是译者认为仍然具有一定的参考价值，因此，译者仍然对其中绝大部分重要内容进行了翻译，以期在国内同仁遇到难以解决的问题而国内现行法规没有相关规定可以执行时提供参考。

此外，本书还与大家分享了在医疗器械临床试验设计中经常遇到的一些难题，有助于医疗器械相关人员更好地理解和管理医疗器械临床试验，以保证获得真实无偏的研究结果。本书还关注了一类特殊的临床研究，即研究者发起的临床研究，书中介绍了该类研究的特点、不同之处及相关的法规。此外，还特别与大家分享了医疗器械临床研究的伦理学原则。

译者希望广大的医疗器械临床试验相关人员能够各取所需，从本书中获得有益的信息，以便研发的产品早日上市。

最后，虽然译者在翻译过程中力求全面、准确地表达原著，但因部分术语太过专业及国内外文化的差异，书中可能仍然存在一些疏漏和不足，敬请广大同行、读者斧正。

国家心血管病中心 医学统计部主任、

研究员、博士研究生导师

原著前言

　　临床试验的任务和活动是极富多元化的，它的计划与实施要求研究者兼备一定的专业技能和相关教育背景，包括管理和沟通技巧、制订不同具有科学性、管理性的临床文件的能力（如研究方案、病例报告表、统计分析计划书、临床总结报告、临床标准操作规程和研究者文件）及足够的监查经验。本书的目的就是使在临床研究领域工作的人员受益，特别是（包括但不限于）临床科学家、临床管理人员、生物统计学家、临床监查员、数据管理人员和临床协调员。作为一份成熟的培训手册，本书所提供的专业知识兼具深度和广度，能够使临床研究人员更好地执行临床研究任务和活动。

　　本书特别为下列主题提供了全面的介绍。

- 对临床试验任务和活动进行了概述，从准备临床研究材料、选择研究地点开始，至完成临床研究报告结束。
- 对适用于医疗器械的 FDA 和 ICH 法规进行了概述。
- 对生物统计学在确定样本量和研究终点上的应用进行了介绍。
- 对临床研究总结报告的大纲进行了讨论。
- 对不良事件的定义、分类、报告和分析进行了概述。
- 对临床研究设计中具有挑战性的问题和难点进行了介绍。
- 对研究者发起的临床试验进行了介绍。
- 对临床研究的生物伦理学进行了概述。

　　虽然本书的目的是作为一个培训手册为医疗器械临床试验专业人员提供服务，但其中几项也适用于药物和生物制品试验。整本书中，我们将以往临床试验中的实用性案例进行整合，按照制订临床方案、选择研究地点到最后完成临床研究报告等实际的研究顺序进行讨论。

通过阅读此书，读者将能够明白临床研究团队中每个成员的作用和职责。此外，读者还能对相关法规、临床试验质量管理规范（GCP）和临床标准操作规程（SOP）（涵盖医疗器械临床的发展，且可应用于日常的临床操作，以便实施和监查临床试验）获得一个全面的理解。从内容上讲，本书的主题涉猎广泛。某些主题（如国际临床试验规则）超出了医疗器械的范围，在此只对其进行简单讨论。本书聚焦于美国的 FDA 法规。国际条例虽然重要，但我们认为其不在医疗器械项目的普遍适用范围之内。尽管如此，仍有部分内容参考了国际法规，特别对于那些申办方计划将国际中心纳入 FDA 的研究。最后，本书并没有深入讨论临床试验设计的统计原则，而是提供一个简便的方法，以助读者理解主要术语、统计程序、确定样本量大小、研究假设等。

本书前 4 章讨论临床试验的任务和活动，并指导读者如何开展这些活动。其对临床任务及其定义作出概述，同时对管理和实施这些任务进行说明。第 1 章介绍临床团队中每个成员的职能及职责，以帮助读者理解完成临床研究所需的临床任务和活动，以及如何有效地管理临床试验。第 2 章讨论开展临床试验所需的主要文件及程序手册。也给出了关于制订临床方案、病例报告表、临床标准操作规程、知情同意书（ICF）、使用说明书（IFU）、研究监管文件和试验所需的其他临床表格的说明和实例。这些说明包含了准备文件的过程、文件的内容概述及部分文件的实际示例，如病例报告表和临床标准操作规程。同时也讨论了临床数据质量控制及数据保存的方法和程序，如受试者的筛选、随机盲法研究的设计、病例报告表的使用、机构审查委员会（IRB）和伦理委员会（EC）的机构审查、核心实验室的使用、研究委员会、监查程序和监查计划、方案偏差的界定、试验记录及试验报告的保留。第 3 章是对临床试验的任务和活动的补充说明，详细讨论了试验中心及研究者的资质及筛选。该章还讨论了申办方不同类型的访视，如研究初始访视、中期监查访视和研究关闭访视。同时，监查员的职责应与研究访视种类相一致。该章的结尾处还介绍了监查报告，并举例探讨。

第 4 章至第 6 章涵盖了临床试验结果的安全性和有效性及用于分析试验结果的统计学方法。第 4 章讨论了依据美国食品药品管理局（FDA）和人用药品注册技术要求国际协调会议（ICH）指南确定不良事件，主要依据 FDA 和 ICH 定义了不良事件、严重不良事件、非预期不良反应。同时给研究者对于潜在的非预期不良事件、不良事件需要报告的内容、时间期限及向谁报告提供指导。该章进一步确定了在试验完成后，整个随访期间需要报告的不良事件类型。讨论了在统计分析计划书（SAP）中对于不良事件的分析。同时也定义了器械相关的不良事件、严重不良事件、非预期不良反应及不良事件的严重程度或等级。第 5 章简要讨论了临床研究中使用的统计方法和 SAP。首先对 SAP 做了概述和讨论，然后简要探讨在临床研究中使用的统计方法，如确定样本量大小和研究功效。该章给出了如何在临床试验中消除或最小化偏倚的说明和建议。读者阅读完第 5 章后，将会熟悉简单的统计程序和用于临床研究的术语。然而，应该指出的是，本章未对临床研究提供详细的统计分析方法和程序。第 6 章是关于临床研究总结报告的论述，该报告被认为是临床试验中最重要的内容之一，并且应分配足够的时间和资源去完成它，因为 FDA 对临床研究的认可很大程度取决于该总结报告。该章从临床研究总结报告的概述着手，对其中的每个项目进行讨论。该章还包括报告中其他重要项目的讨论，如缺失数据的分析、各研究中心的数据核查和亚组分析。

第 7 章介绍了 FDA 适用于医疗器械的主要法规，如使用 510 (K) 的上市前通知、临床试验用医疗器械豁免（IDE）、上市前申请（PMA）和人道主义器械豁免（HDE）。该章回顾了有关组合产品 (如药物洗脱支架和药物输送系统) 的法规。其他 FDA 法规也对临床任务的制订有影响，该章还涵盖了 FDA– 申办方会议（如临床试验用医疗器械前会议）、机构审查委员会（IRB）、特殊研究委员会（如数据安全监查委员会、临床事件评价和指导委员会）、HIPAA 隐私规则和生物学研究监管。值得注意的是，本书关注的是美国 FDA 的医疗器械法规，国际法规虽然重要，但我们认为在一定程度上超出了本书的范围。

第 8 章回顾了临床研究设计中一些具有挑战性的问题，如选择历史对照作为试验的对照组、优效性试验设计与非劣效性试验设计。该章还介绍了在临床研究中使用历史对照方法的两个 PMA 研究的数据分析，并在最后给出了使用历史对照研究的建议及总结。

第 9 章简要介绍了研究者发起的临床试验，特别是这类研究的逻辑性。越来越多的证据表明，此类试验的数量在增加，特别是在由联邦政府或私营企业资助的学术机构中。与由生物制药公司或医疗器械公司赞助的临床研究不同，研究者发起的研究的赞助方通常是学术机构或个人研究团体，赞助商或发起者通常负责研究的资金支持、方案制订、研究产品的提供、实施和管理。

第 10 章介绍了第二次世界大战后发展起来的生物伦理原则，如赫尔辛基宣言和贝尔蒙特报告。该章还讨论了临床研究中特殊的伦理问题，如临床研究中安慰剂对照组的设立。

第 11 章中介绍了临床试验中重要的临床和统计术语的术语表，使读者熟练使用临床和统计术语。

综上所述，本书旨在为临床科学家（生物统计和临床数据分析专家）提供有价值的信息，因为他们能制订和执行科学的临床任务，如临床方案、统计分析计划书和最终临床总结报告。同时，也为管理和监查临床中心的临床研究助理提供有价值的信息。此外，本书对于需要为所有临床研究活动制订完整计划，以便有效实施临床研究的临床经理也有宝贵的参考价值。

Salah M. Abdel-Aleem，PhD
Proteus 生物医药公司高级临床运营经理

致 谢

如果没有和以下这些优秀的教授学者共事合作过，我想我也没有机会完成这本书。感谢在我大学毕业后教会我实验室研究原则的埃及国家癌症研究所的 M. El – Merzabani 教授；我的博士研究生导师纽约市立大学的 Horst Schulz 教授；在杜克大学医学中心共事 8 年做心血管研究的 James E. Lowe 教授；培养了我对于临床研究宝贵洞察力的哥伦比亚大学的 Daniel Burkhoff 教授和 William Gray 教授；我的同事兼好友 Mohamed Nada 博士、前埃及卫生部部长 Ismail Sallam；还特别感谢我在 Proteus 生物医药公司的同事 Greg Moon 博士、George Savage 博士和 Allison Intondi 博士。最后但同样重要的，感谢我教过及指导过的所有学生。上述所有人都在我的科研生涯中提供了帮助，激励我完成本书的撰写。

目 录

第1章 临床研究任务和活动概述
An Overview of Clinical Study Tasks and Activities

一、主要临床研究任务和活动

　　本章概述了计划和实施临床研究所需的临床任务和活动。通常所有的临床活动都是在一个关键的临床研究中完成的（一个足够大的确证性研究，以证明研究产品的安全性和有效性）；然而，在一些观察性临床试验中，其中一些步骤可能被减少或完全取消。临床研究任务具有多样性和复杂性，因此需要具有一定技能的人员（如临床研究管理者、临床医学家、生物统计学家、数据管理人员和临床监查人员）组成的临床研究团队，进而成功地完成这些任务。本章还概述了重要的临床成果（每个子项目的细节在随后的章节讨论），如临床方案的制订（包括其他的子项目）：方案大纲的制订、研究过程的细化、统计部门、监管部门，以及最后整个方案。临床任务和活动在本章中按照临床研究中开展的顺序进行安排，从临床研究方案的制订开始，到临床总结报告结束。在本章中，还提出了研究管理者监管临床研究任务的方法。此外，本章还讨论了临床团队的不同角色及其职责。总之，本章将帮助读者对临床研究中所需的所有主要任务和活动，以及如何有效地管理这些活动持有一个综合的观点。学习完本章，读者将会熟悉临床研究所需的所有任务及这些任务的顺序。

　　以下是临床研究的主要项目列表。

- 临床研究方案和研究材料的制订
- 临床研究人员和研究中心的资质和选择
- 如有要求，FDA 对研究的批件
- IRB 对方案的批准、知情同意书（informed consent form，ICF）和广告材料
- 临床试验协议
- 临床试验启动会
- 首例受试者入组（第一例患者登记）
- 最后一例受试者出组（最后一例患者完成最后一次随访）
- 研究结束
- 数据库锁定（所有研究数据均录入数据库）
- 数据疑问生成
- 数据库清理
- 临床总结报告撰写
- 研究进展报告

二、主要临床研究任务与活动讨论

（一）临床研究方案和研究材料的制订

临床方案的制订是临床研究中最早开展的活动之一。临床方案被认为是研究中最重要的文件之一，因为它描述了研究的背景、目的、目标、设计和流程。在制订临床方案的过程中应给予足够的时间和资源。研究方案中的每一章节都应清楚撰写，以避免混淆和误解。研究方案是一个动态的文件，即使在研究开始之后，如果需要澄清或修改某些项目，方案也是可以进行修订或修改的。

临床方案的制订需要来自申办方或为其工作的临床研究者们的努力，

也需要每个研究领域的主要临床研究者的投入。临床专家和主要研究者可以针对研究的受试者群体、研究终点、测量方法和试验步骤提供有价值的信息。一旦确定了临床方案，将根据该方案制订其他临床资料的模板，如病例报告表和知情同意书模板。

制订临床研究方案大纲（方案摘要）是制订临床研究方案的第一步。该文件通常有几页长，包括研究题目、研究目的、受试者选择标准（入选及排除标准）、研究终点和试验步骤。该文件可用于试验的早期准备阶段，以便与将执行试验的临床研究者交流。

临床研究方案中应明确说明和讨论以下研究细节：

- 样本量计算依据和研究的预期把握度
- 如何招募受试者及随机分组（见受试者入选流程图）
- 定义受试者选择标准（特定的入选 / 排除标准）
- 盲法
- 计划的亚组分析和期中分析
- 研究中的特别委员会（如数据安全监查委员会、临床终点事件评价委员会及指导委员会）
- 数据质量保证程序

有关临床方案制订过程的更多信息，请参见第 2 章 "临床试验材料的制订"。

（二）研究者及临床研究中心的资质和选择

在研究准备阶段，应妥善选择临床研究者和研究中心。第 3 章就主要研究者（principal investigator，PI）和研究中心的选择进行了讨论。评估和选择研究者和研究中心的过程可归纳如下：

- 为了确保研究产品和研究信息的机密性，潜在研究者通常需要在交换有关研究或研究产品的信息之前签署保密协议。
- 申办方代表联系潜在的研究人员，并发送方案大纲，以确定他们是否有兴趣参与研究。

- 申办方可以安排一次资格审查，以进一步评估感兴趣的研究人员及其临床研究中心是否适合拟进行的试验。
- 在最终的筛选完成后，向这些研究者发出信函，告知他们是否被选中进行研究。

（三）FDA 对研究的批准（如果要求）

如果研究产品被认定存在重大风险，并且该研究是在美国试验用医疗器械豁免制度（investigational device exemption，IDE）的情况下进行的，那么在进行研究之前申办方必须获得 FDA 的批准。与 FDA 进行研究方案的早期讨论是非常必要的，以确保 FDA 认为该方案是可接受的。FDA 和申办方之间的讨论通常集中在受试者人群的选择、治疗的适应证、研究终点和研究流程。FDA 和申办方之间的沟通起始于申办方申请与 FDA 召开的一个 IDE 前会议。有关此会议的更多细节，请参阅第 7 章中的 FDA 与申办方的沟通会议。此外，如果临床专家的参与对于向 FDA 强调与拟议研究相关的某些临床问题至关重要，申办方可以邀请临床专家参与本次会议。我们非常鼓励申办方和 FDA 之间的早期沟通，以防止申办方和 FDA 对研究设计存在任何疑问。申办方应对 FDA 同意拟定的研究设计抱有信心（受试者人群、适应证、研究终点和研究流程）。

（四）机构审查委员会 / 伦理委员会（IRB/EC）、方案批准、知情同意书（ICF）、研究广告材料

机构审查委员会 / 伦理委员会（Institutional Review Board/Ethics Committee，IRB / EC）必须批准研究方案、知情同意书和研究广告材料。如果研究是在 IDE 流程下进行的，那么大多数的 IRB 在评审和批准之前都需要得到 FDA 的批准。第 2 章和第 7 章概述了 IRB 的作用和职责。临床研究中心可以使用当地 IRB 或中央 IRB。获得 IRB 的批准需要足够的时间，特别是使用当地 IRB 的研究中心。研究的准备和当地 IRB 的批准可能需要 2～3 个月。而中央 IRB 的批准速度通常更快。

（五）临床试验协议

申办方与研究中心或研究者之间签署的协议必须在研究开始前完成。应该给予足够的时间来完成这项工作，特别是在学术研究中心时，这往往比私人的临床研究中心需要更长的时间。

试验协议包括以下内容：

- 研究所涉各方的姓名、名称及地址
- 主要研究者（principal investigator，PI）的责任
- 受试者伤害补偿
- 对临床研究中心的支付金额及支付条款
- 支付时间表
- 支付所需的文件
- 赔偿金
- 出版方针

试验协议是一项具有法律约束力的协议，包括以下四点：

- 提供方：作为申办方的制药 / 医疗器械公司
- 接受方：机构和研究者
- 服务和结果：由机构和研究者提供
- 金钱交换：由申办方提供资助进行研究 / 试验

试验协议的结构和模板将在第 2 章中进行介绍。

（六）研究启动访视

研究申办方发起试验启动会对主要研究者和研究团队进行培训，培训内容为研究方案中关于临床研究中心、研究产品、研究程序及药物临床试验质量管理规范（good clinical practice，GCP）的问题，包括主要研究者和研究团队在报告不良事件及获取受试者知情同意方面的责任。启动访视通常在 FDA 和 IRB 批准研究、研究中心接收到研究产品后进行，并且最好尽可能安排在接近试验中第一例受试者入组的时间。在培训期间，申办

方应使用各种演示和设备模型来进行描述和提供研究的细节。进行本次会议的申办方代表应将本次培训参与者的姓名和职位都记录在研究培训日志中。在某些研究中，申办方可能希望在会议结束时进行测试，以确保培训的参与者对研究有足够的了解（有关研究启动访视的详细信息，请参阅第3章）。

（七）首例受试者入组

该术语指的是第一例患者在符合所有入排标准后被纳入研究。这是临床试验中的一个关键里程碑，因为它标志着该研究实际受试者入选的开始。

在研究方案中明确"纳入试验的受试者或患者"的准确定义尤为重要。它是指符合所有入排标准并完成所有基线评估的受试者，还是指随机的受试者？是否涉及研究对象已经植入或将被植入待研究的医疗器械？

（八）最后一例受试者出组

该术语指的是最后一例受试者已经按照研究方案完成了所有的研究随访。研究随访的范围是几周或几个月（短期随访）到一年或更长时间（长期随访）。这一事件也被认作临床研究的一个重要里程碑，因为它标志着临床试验中受试者随访的结束。

（九）研究结束

当所有受试者完成随访，研究的医疗器械清点完毕并且所有CRF副本已取回，研究结束访视完成。有关这一阶段的详细信息，请参见第3章。

（十）数据库锁定

该术语指的是数据管理人员表示所有的研究数据都已完成数据库录入，在此日期之后不会再向数据库中录入除了与清理现有数据库有关的数据外的任何其他的受试者数据。然而，需要注意的是也可能存在特殊情况。例如，关于本研究的新的重要数据及长期随访数据可以在数据库锁定后录入。

（十一）数据疑问生成

所有关于录入数据库的研究数据不一致的数据疑问都在数据更正表（data correction forms，DCF）或其他表格上生成，并发送到临床研究中心进行查明和更正。研究中心在指定的 DCF 或病例报告表（case report forms，CRF）中更正和说明这些数据的不一致性，并将这些信息发送回申办方。更正后的 DCF 副本将保存在研究中心的受试者临床研究文件和申办方的文件中。

（十二）数据库清理

这个过程是在接收到 DCF，或患者存在数据不一致的研究中心修正的 CRF 后进行的，目的是清理数据库中的数据。数据库清理后，根据统计分析计划书（statistical analysis plan，SAP）以各种表格、图表和图的形式生成研究的最终数据。

（十三）临床总结报告的制订

这是临床研究的最后一项任务。临床总结报告的撰写是一项需要临床研究团队中多位成员共同参与的任务。临床总结报告撰写团队通常由报告撰写人、生物统计学家和分析临床数据的临床专家组成。临床总结报告包括以下几个部分，为确保试验质量的研究流程图、患者基线特征的分析和讨论、研究终点和不良事件的分析（有关报告详细内容，请参见第 6 章）。

（十四）研究进度报告

申办方每年必须至少一次向所有审查的伦理委员会提供报告。对于具有重大风险的医疗器械，申办方还必须向 FDA 提交研究进展报告。

FDA 年度进展报告大纲模板　FDA 年度进展报告大纲应包括以下内容。

(1) 基本要素

- IDE 编号
- 医疗器械名称和适应证
- 申办方的名称、地址、电话号码和传真
- 联系人

(2) 研究进展

- 与临床试验计划相关的研究进展概述
- 研究人员 / 研究中心数量（附研究者名单）
- 受试者人数（按适应证或模型）
- 已发出的医疗器械数量
- 结果摘要
- 可预期和不可预期的不良反应概述
- 研究者对研究计划的任何偏倚的描述（自上次研究进度报告以来）

(3) 风险分析

- 任何可能影响风险分析的新的不良信息总结（自上次研究进度报告以来），如临床前数据、动物研究、国外数据和临床研究
- 任何使用本研究收集的数据发表的文章再版
- 如有必要，根据新的信息和研究进度进行新的风险分析

(4) 其他变更

- 生产实践和质量控制中的任何变化总结（例如，没有在补充申请中报告的变化）
- 所有不需要在补充申请中提交的关于研究计划的变动信息总结

(5) 未来计划

- 产品审批的进展，预计 PMA 或 510（K）的提交日期
- 任何变更研究的计划，如扩大研究的规模或适应证，停止部分研究，或改变生产规范

三、主要临床研究任务和活动的管理

临床研究项目经理应使用多种工具管理临床活动，跟踪临床研究任务的进度（Microsoft Excel 电子表格、Microsoft Manager 等）。这些研究的管理包括跟踪项目活动的进展（项目时间表），管理项目可用的人力资源，管理研究预算（研究中心、CRO、咨询、材料等的费用）。

用来跟踪这些活动进度的文档应包括每个活动的描述、计划完成日期、实际完成日期和备注部分，以显示某项活动是否受到其他活动控制和（或）讨论为什么某项活动比预期推迟完成。例如，为研究选择 PI 和临床研究中心可能要求申办方能够向潜在的临床研究中心共享关于所提议的临床研究的信息。这可能需要 PI 签署一份保密协议以便与研究者共享机密信息，并制订方案概要（即方案大纲）以便在选择研究者和研究中心之前对研究者的感兴趣程度进行调查。此外，某些活动必须要经历几个阶段（如研究者的资格鉴定和筛选，是从对可能的研究者的评估开始，到最后挑选这些研究者为止）。

四、管理临床研究活动的电子数据表案例

通过数据表追踪临床试验中主要产出的进度是很有帮助的。应当指出，其中一些活动是在不同阶段追踪的。例如，一项研究的批准可能需要 FDA 或 IRB 与申办方之间的几轮谈判。这个过程可以从给予申办方有条件的批准开始，到几个月后，在申办方说明研究中的某些问题后，以最终的批准结束。因此，追踪过程应该考虑到研究的各个阶段（研究方案的批准、修订方案的批准等）。项目的跟踪应包括活动的计划日期、实际完成日期和每个活动的备注，备注部分列出特定活动被推迟的原因（表 1-1）。

表 1-1　主要临床研究任务和活动的追踪

活动 / 项目	计划日期	完成日期	备　注
方案制订 　方案大纲 　ICF 模板 　CRF			
潜在研究中心的资质审查 　最终研究中心的选择			
FDA 对研究的批准 　IDE 前会议 　FDA 的最终批准			
IRB 对研究的批准 　IRB 提交 　IRB 的最终批准			
研究协议签字			
研究的医疗器械运输			
研究启动访视			
首例受试者入组			
最后一例受试者出组			
访视关闭			
所有研究 CRF 收集结束			
数据库锁定			
数据疑问生成			
数据疑问发送至研究中心			
疑问解答			
数据库清理			
临床总结报告的制订			
研究年度进展报告的制订			

五、临床研究团队

申办方或代表申办方的临床研究团队由以下人员组成。

（一）临床研究经理

负责以下临床工作：
- 规划、管理和执行临床研究
- 规划研究时间表、预算和资源
- 管理临床方案、ICF、CRF 和其他临床资料的制订
- 监督和指导研究监查员
- 审查监查报告
- 审查研究不良事件报告
- 审查临床数据

（二）临床监查员

负责执行研究中的各项活动：
- 研究准备和与临床研究中心沟通的管理
- 准备和执行研究者会议
- 执行各种研究监查活动
- 撰写监查报告
- 审查不良事件的源文件

（三）数据管理人员

负责管理研究数据：
- 将临床研究数据录入研究数据库
- 根据统计分析计划书和研究方案生成研究图表

（四）生物统计学家

这类人员的职责如下：

- 制订统计分析计划书（statistical analysis plan，SAP）
- 制订与研究终点相关的统计数据，并确定与假设对应的样本量
- 参与临床总结报告的制订
- 确保研究方案和任何修订清晰准确地涵盖所有相关的统计问题
- 审查 CRF，确保准确收集和（或）采集主要终点及次要终点，以满足 SAP 中要求的分析（如果适用）
- 与临床数据经理合作，在 SAP 发生变化时更新研究计划，以及这些变化是否反映了临床试验期间收集数据发生的变化

（五）伦理委员会协调员

这类人员负责以下活动：

- 协调伦理委员会的递交
- 作为联系人进行沟通
- 回复 IRB

（六）注册专员/法规专家

这类人员负责以下活动：

- 审查临床方案、ICF 和其他临床材料，以确保这些文件是根据合适的法规制订的
- 协调 FDA IDE 前会议
- 作为申办方和 FDA 之间的联络人
- 负责向 FDA 传达任何关于提交给 FDA 的特定问题的答复

第2章　临床试验重要文档的制订

Development of Clinical Protocols, Case Report Forms, Clinical Standard Operating Procedures, Informed Consent Form, Study Regulatory Binder, Study Research Agreement, and Other Clinical Materials

在临床试验的准备阶段需要制订一系列的文件，包括临床试验方案、病例报告表（CRF）、知情同意书（ICF）、研究监管文件夹以及其他一些用来描述、管控和管理临床试验的各方面的临床材料。通常情况下，上述文件会由申办方的临床科学家和临床监查员来制订。除此之外，临床团队还可以进一步完善一些已经存在的文件或者一些为指导特定临床操作而设计的文件，如临床标准操作规程（SOP）。适用法规中要求的所有研究文件的内容和制订过程都将在本章节中进行详细的论述。本章节详细讨论了如何在符合法规的情况下来制订所有要求的文件，就这些文件（临床试验方案、病例报告表和临床标准操作规程等）的大纲或内容进行举例说明，同时对这些文件中包含的要素进行论述。本章节是书中对于如何制订临床试验所需文件的关键指导性章节之一。制订一份具体的文件需要经过以下几个步骤：对于活动规划的思考过程，对已规划活动的大纲制订，大纲项目的细节制订及对于最终制订的各项工作的实践性举例。例如，临床方案的制订需要经过以下步骤：拟定方案摘要（概要）、由临床专家对方案摘要进行审核、制订完整方案，以及由临床专家和法规领域专家对完整方案进行审核。

一、临床方案

临床方案包括研究目的、研究治疗的预期用途、患者人群的选择标准、研究终点和研究目标、研究的试验性程序及受试者随访。此外，方案中还包括其他几部分，如不良事件的定义和报告、样本量的确定和统计分析方法，以及为确保研究数据的质量和完整性所需要遵循的流程。

（一）方案制订过程 [1, 2]

方案制订过程需要临床研究团队不同成员的参与（临床专家、法规领域专家及生物统计学家）。典型的操作方式是由研究团队指派一名有资质的临床研究人员来协调研究方案的制订。方案制订过程包括以下步骤：①申办方制订方案摘要；②临床专家和研究领域的权威人士对方案摘要进行审核；③制订方案草稿；④由临床专家和法规领域专家审核方案草稿；⑤制订最终方案。

方案摘要（概要）是要求最先准备的。摘要由简短的几页组成，包括研究题目、研究目的、适应证、患者选择标准、研究终点/目的、试验流程和随访。方案摘要起草完成后交由临床专家和研究领域的权威人士进行讨论，根据讨论结果对患者群体的选择、研究终点和研究流程进行调整。方案摘要得到批准后，便开始完整方案的起草过程。方案草稿包含的内容板块要比方案摘要中已有的多，如样本量计算和统计分析、不良事件定义和报告、风险/受益分析以及用于确保研究数据质量和完整性的方法。最终方案的草稿应再次交由临床专家和法规领域专家进行审核，尤其是新添加的部分，上述流程审核流程完成后就得到了最终的方案。

针对国际临床研究，由于计划纳入国际中心并且最终的临床报告可能

第 2 章　临床试验重要文档的制订
Development of Clinical Protocols, Case Report Forms, Clinical Standard Operating Procedures, Informed Consent Form, Study Regulatory Binder, Study Research Agreement, And Other Clinical Materials

015

会提交给 FDA 及其他国际监管机构，因此建议国际研究团队与 FDA 进行早期的沟通，从而确保研究方案的规定和程序不但符合国外的法规，同时也符合 FDA 的法规要求。例如，在 CRF 内填写的检测项目的单位与不良事件以及伴随用药的使用之间是可能存在相关性的。严重不良事件由研究者汇报至申办方或其他监管机构，针对汇报时限，美国中心和其他国际中心之间也可能存在差异。另外，为了避免在美国和国际中心之间出现检测项目单位的混淆，应针对单位的定义提供多种可选方案，或指导临床中心选择研究中应使用的单位。另一个值得关注的方面是在国际临床试验中，临床方案流程如何规范伴随用药的国际同步性。由于经济或其他原因，某些国际中心使用的药物与美国中心会有所不同，会选择其他的替代性的药品。为了避免出现大量的方案违背，如果可选药品对研究结果没有影响，则应在研究方案中注明这些替代性药品（有关国际临床研究的更多详细信息，请参见第 8 章）。

（二）临床方案的制订

1. 研究问题（研究假设）

制订临床方案的过程始于对所研究问题的认知，提出研究假设包括以下内容。

- 研究结果是什么？基于变量选择及测量指标来确定。
- 干预措施是什么？需要对干预措施进行明确定义。
- 什么时候治疗以及治疗多长时间？由研究设计确定。
- 治疗方案针对谁设计？由入排标准确定。
- 受试者数量是多少？由样本量估计值确定。
- 如何优化潜在受益并将潜在风险最小化？要通过变量选择和测定方法、入排标准以及对安全和受益的监查来管理。

2. 临床方案大纲

临床方案包括以下部分。

(1) 项目管理信息

① 方案名称、方案编号和版本日期：方案的任何修订版本都应包括修订编号和日期

② 申办方和监查员（如果不是申办方）的姓名和地址

③ 进行试验的医学专家的姓名、职务、地址和电话号码

(2) 研究的背景与合理性

① 背景

- 研究人群的描述

- 要治疗疾病的概述，包括此疾病的经济影响

- 替代治疗概述

- 受试者潜在风险与受益的概述

- 研究的合理性

② 先前已发表和未发表的临床前研究和临床研究的报告

③ 产品描述

(3) 研究目的

(4) 预期用途

(5) 研究设计

① 研究概述

② 患者选择标准

- 入选标准

- 排除标准

③ 研究试验流程

④ 研究访视和随访访视

⑤ 研究终点或目标

- 主要终点

  ➢ 主要安全性终点

  ➢ 主要有效性或绩效终点

- 次要终点

- 其他终点

第 2 章　临床试验重要文档的制订

Development of Clinical Protocols, Case Report Forms, Clinical Standard Operating Procedures, Informed Consent Form, Study Regulatory Binder, Study Research Agreement, And Other Clinical Materials

017

(6) 样本量确定与统计分析方法

(7) 不良事件

① 不良事件定义

② 潜在（预期）不良事件

③ 不良事件报告

- 不良事件描述

- 严重不良事件

- 非预期器械不良反应

- 不良事件严重程度 / 强度

- 不良事件与研究产品或研究程序的相关性

- 严重不良事件详述

④ 不良事件报告时间段

(8) 风险 / 受益分析

① 与要治疗的疾病相关的风险

② 与研究程序相关的风险

③ 与研究器械相关的风险

④ 减少风险的措施

⑤ 风险 / 获益分析

⑥ 总结

(9) 数据收集的质量保证与管理

① 研究者的选择

② 机构审查委员会 / 伦理委员会

③ 中心实验室的选择

④ 病例报告表

⑤ 监查计划

⑥ 研究委员会

⑦ 方案违背

⑧ 记录保留

⑨ 研究报告

(10) 参考文献

(11) 附件

① 知情同意书

② 研究合同模板

（三）临床方案部分的讨论

1. 背景与合理性

申办方应确定研究标准以及所收集的研究文献的来源，例如使用同行评审期刊、综述文章、Meta 分析研究（包括用于选择这些研究的标准）。背景部分应明确研究治疗的合理性。

背景与合理性部分包括以下内容：

- 有关待治疗疾病或健康状况的文献综述
- 发病率以及该疾病或健康状况对患者经济情况的影响
- 其他可用的替代疗法
- 拟进行研究的合理性
- 先前已发表和未发表的使用研究产品进行的临床前研究和临床研究
- 研究器械描述

2. 研究目的

方案中应阐明研究目的。应根据以下标准详细说明研究目的。

- 患者人群
- 预计的临床结果

例如，研究目的可以表述如下："该研究旨在评估 XYZ 器械在减少冠心病患者发生心肌梗死方面的安全性和有效性。"从研究的目的表述中可以很清晰地知道患者人群定义为患有冠心病的患者，并将研究的临床结果定义为减少心肌梗死。可行性研究目的的表述与关键性研究略有不同。仍然针对上面的举例，可行性研究的目的可以表述为："该研究旨在评估 XYZ 器械在冠心病患者中使用的初始安全性和可行性。"

第 2 章　临床试验重要文档的制订

Development of Clinical Protocols, Case Report Forms, Clinical Standard Operating Procedures, Informed Consent Form, Study Regulatory Binder, Study Research Agreement, And Other Clinical Materials

019

3. 预期用途

器械的预期用途应描述患者人群的特点并明确研究的临床结果。针对研究治疗的预期用途，应谨慎措辞以将研究结果与选定的患者人群关联起来。换句话说，预期用途应申明申办方对研究产品的要求。

4. 研究设计

本节讲述研究设计概况，即指一项研究是随机的还是非随机的、单中心还是多中心的、开放标签或盲法还是双盲、纳入受试者人数，以及期望受试者参与的试验时长。本节还包括随机编码的维护以及必要时揭盲的全流程。此外，研究设计章节需要逐步介绍整个临床试验步骤（包括基线、试验过程中、试验结束后和随访访视）。

5. 研究终点

本节描述了研究的主要终点、次要终点和其他终点指标。终点指标的明确定义包括测量方法、判定研究成功参数的描述，以及显著性水平的确定。研究的主要有效性终点应包括对参数评估、记录和分析的方法和时间点。同样，研究的次要终点和其他终点也应该通过上述方法进行定义（关于研究终点的详细介绍，请参阅第 5 章）。

6. 入选 / 排除标准

研究的入选 / 排除标准是由特定的入选标准和排除标准组成的，这些标准可以准确规定参与试验的患者人群，要做到以下方面：

- 提前说明
- 能够最大限度地发挥干预措施的潜在效果及最大限度地减少入选人群的风险

在制订入排标准时，申办方应仔细考虑以下问题：

(1) 需收集精准的入排标准：例如，如果方案要求未妊娠的女性参与试验，则应做到以下方面：

① 该标准应在病例报告表中进行核查，但对男性受试者不适用。

② 育龄期女性一般不应被排除（除非妊娠试验呈阳性）；然而，除非有正当理由支持孕妇参与试验，否则应排除孕妇。

(2) 如果没有正当的科学或医学理由，成年受试者参与试验不受年龄限制。

(3) 未成年人或其他弱势人群入选可能会有额外限制。

(4) 解释任何招募限制的理由。

(5) 退出标准和程序如下：

① 受试者退出试验的时间和方式

② 采集退出受试者的数据类型和时间点

③ 是否及如何退出，或退出受试者是否被替代

④ 对退出试验和（或）停止使用试验产品的受试者进行随访

（四）研究试验过程

建议使用表格形式总结试验方案流程，即在一张表格中展示试验方案所涉及的所有流程及评估的时间表，包括筛查/基线评估、试验过程和随访访视。表 2-1 提供了一个示例。

表 2-1　临床方案中的评估时间表

评估	评估时间周期			
	筛查	基线	治疗期	随访周期
入选/排除标准	×			
妊娠检查	×			
疾病史		×		
用药史		×		
体格检查		×		
实验室检查			×	
影像学检查			×	
不良事件			×	×

表 2-1 中所列的随访周期，应与研究的随访次数一致（如 1 个月、6

第 2 章　临床试验重要文档的制订

Development of Clinical Protocols, Case Report Forms, Clinical Standard Operating Procedures, Informed
Consent Form, Study Regulatory Binder, Study Research Agreement, And Other Clinical Materials

021

个月、12 个月，或者更久）。设计表格（评估时间表）时，也应列出整个研究中涉及的心理学、实验室或生活质量测量指标。

不良事件的报告需从患者或受试者入选开始，直到研究随访期结束。但在一些研究中，某些严重或主要不良事件仅在随访期间报告。

1. 样本量的确定和统计分析

本节内容包括以下方面：

- 样本量假设

- 研究的主要假设

- 如何设计合适的样本量来证明研究的主要终点

- 评价终点指标的统计分析方法，包括显著性水平的确定

- 如果存在较大的安全隐患，应说明终止研究的标准

- 应说明缺失和未使用的数据的情况，以及报告偏离原始统计计划的流程

为避免研究过程中出现因失访、退出，或主要终点评估缺失等情况造成样本量把握度的折损，建议实际样本量应比预先估算的样本量多（例如，比预先估计的样本量多 5% 或 10%）。有关样本量确定和统计分析的详细信息，请参阅第 5 章。

2. 不良事件

本节会在第 4 章中详细讨论，包括以下内容：

- 不良事件的定义（不良事件、严重不良事件、未预期的器械不良反应）

- 列出研究中可能发生的、潜在的和预期的不良事件

- 不良事件转归（如消失、持续、后遗症）

- 不良事件的严重程度或强度（如轻度、中度、重度）

- 不良事件与试验器械或研究操作的关系（如相关、无关、不详）

- 描述严重和主要不良事件

- 报告不良事件发生的时间周期

- 不良事件的监查、报告和分析方法

3. 风险 / 获益分析

本节讨论了与待治疗疾病相关的风险、理论风险和合理可预期的风险，以及研究治疗方法的风险 / 获益评估。理论风险和合理可预期风险应加以区分。通过分析与研究产品相关的风险 / 获益，审查者应该清楚地了解受试者参与研究可能的获益。有时，参加研究对受试者并没有直接获益，但能够加强我们对疾病的进程、诊断或治疗的了解，即有益于未来研究。

风险 / 获益分析可以在临床方案或研究计划中作为 IDE 的一部分。在分析一种新疗法的风险 / 益处之后，审查者应该能够得出结论，即该治疗方法的获益大于潜在风险。总而言之，临床研究的风险 / 获益分析应包括对以下问题的探讨。

- 与所治疗疾病相关的风险

- 与试验操作相关的风险

- 与试验器械相关的风险

- 风险的应对方法

- 风险与获益的比较

- 结果总结

4. 试验的质量保证及数据采集管理

以下方法及步骤是为了确保试验过程和采集数据的质量和完整性。

- 研究者和试验中心的资格认定与选择

- 试验组别的随机化

- 对受试者、治疗医生和数据分析人员的盲法

- 病例报告表

- 机构审查委员会 / 伦理委员会

- 中心实验室

- 研究委员会

- 监查流程和监查计划

- 定义方案偏离

第 2 章　临床试验重要文档的制订
Development of Clinical Protocols, Case Report Forms, Clinical Standard Operating Procedures, Informed Consent Form, Study Regulatory Binder, Study Research Agreement, And Other Clinical Materials

023

- 定义研究记录保存和研究报告

（五）保证试验质量和完整性的方法和规程

1. 研究者选择

应针对研究者和临床中心的资格鉴定和筛选方法展开讨论。应明确选择过程的标准，例如选择是基于研究者的知识、经验、诚信，或具有在规定日期内招募足够受试者的能力。有关此过程的更多细节，请参见第 3 章。

2. 随机和盲法

临床试验方案的核心即应尽可能设计为随机、盲法研究。有研究表明，随机和盲法是保证试验质量的关键因素。更多细节请参见第 8 章。

3. 病例报告表（CRF）

设计 CRF 的目的是获取临床方案中描述的数据（如人口统计学数据、研究结局 / 测量、不良事件等）。申办方应向试验中心提供清楚详尽的 CRF 填写指南。对 CRF 进行监查的目的在于确保报告数据与原始文档保持一致。更多细节参见本章"病例报告表"一节。

4. 机构审查委员会（IRB）/ 伦理委员会（EC）

本节解释研究者对 IRB 审查的义务和责任。此外，本节还将讨论 IRB/EC 的作用，IRB/EC 审查的作用和职责包括：21 CFR 第 56 部分涵盖的 IRB 有关规定：IRB 成员资格、IRB 功能和运转等。IRB 职责可概括如下：

- 确保遵守联邦保险的规定
- 确保试验原则和程序符合州和联邦法律及法规
- 可对联邦法规进行解释和应用
- 制定、实施和解释 IRB 政策和规程
- 必要时对不符合 IRB 政策和规程的情况采取的措施
- 执行、记录质量保证工作以确保依从性
- 提供内部和外部监查，旨在评估人类受试者研究的依从性和安全性
- 进行定向稽查和随机依从性审查，根据需要为研究者及其工作人员提供建议

有关 IRB 职能和职责的更多细节请参阅第 7 章。

5. 中心实验室的选择

中心实验室的选择应尽量减少或消除因检测报告不同解释而带来的相关风险，因此一个中心实验室将负责解释和完成研究报告。

6. 监查流程和监查计划

包括监查频率和类型，以及申办方代表在每次监查访视中具体监查内容。更多细节请参见第 3 章。

7. 研究委员会

研究委员会，如数据安全监查委员会（DSMB），临床事件审评委员会（CEC）和督导委员会，这些委员会的成立旨在达到以下目的：

- 审查并确保患者安全的数据
- 提供统一的定义和标准，以鉴别严重或主要的不良事件
- 如果患者发生严重的安全问题，建议终止研究
- 审查与研究相关的问题，并针对这些问题提出适当的解决方案

有关研究委员会更多细节参见第 7 章。

8. 方案偏倚

本节包括如何报告方案偏倚、向谁报告方案偏倚，以及申办方如何处理严重的方案偏倚。方案偏倚应该在方案中进行定义和分类。

- 入选 / 排除标准的偏倚
- 方案流程的偏倚
- 依从性问题偏倚
  - 失访
  - 与 ICF 相关的问题

9. 记录保存

本节将讨论试验记录在研究中心将保存多长时间。如果是国际临床试验中心参与本研究，则应根据其国家规定说明试验记录的保存时间（如果时间期限不短于美国法规所要求时间）。

第 2 章　临床试验重要文档的制订

Development of Clinical Protocols, Case Report Forms, Clinical Standard Operating Procedures, Informed Consent Form, Study Regulatory Binder, Study Research Agreement, And Other Clinical Materials

025

10. 研究报告

本节讨论研究报告的类型——中期研究报告、年度进展报告和最终临床报告，以及申办方和研究者在准备和完成这些报告中的职责。

11. 参考文献

方案中引用的所有参考文献清单应包括所有作者姓名、文章题目、杂志名称和出版日期。

12. 附件

方案的附件应包括知情同意书（ICF）模板、研究合同模板及病例报告表（CRF）。

二、病例报告表

研究病例报告表（CRF）是一种印刷的、光学的或者电子的文件，用来收集临床研究数据。CRF 被设计用来收集临床方案中定义的数据。在研究过程中，CRF 需要被监查以保证报告数据和源数据的准确性。在一个研究中设计 CRF 的目的包括以下几点：

1. 确保数据收集按照研究方案进行

2. 满足监管机构对数据收集的要求

3. 便于对临床研究报告的结果进行有效、全面的数据处理和分析

CRF 通常被设计为印刷版本或电子版本。如果使用印刷版本，申办方需要在监查工作完成后，回收复印的 CRF，然后录入至数据库系统。电子 CRF 目前被广泛地使用，这种电子 CRF 需要在项目启动前进行充分的培训。无论选择印刷版本还是电子版本的 CRF，都需要进行监查。无论是印刷版本还是电子版本的 CRF，建议申办方设计的时候对每个问题都提供注释说明。这些说明文件提供给研究中心可以减少监查时间和与一致性相关的疑问数量。

为了便于对临床研究报告的结果进行有效、全面的数据处理和分析，

对于方案要求的问题，尽可能避免设计成描述性的格式，应该使用复选框的方式来替代。例如收集研究产品失败或者缺陷的相关信息。对各种器械组件故障事件设计复选框失败的选项可以更便于进行有效、全面的数据处理，而描述性数据无法做到这一点。

在全球临床研究中，多家国际研究中心会参与进来，最终的临床报告要提交给 FDA 和其他法规机构，应该尽早与美国和其他国家的研究团队进行沟通协调 CRF 的设计，提供可选的单位定义，进而指导研究者如何选择单位以避免使用混乱。例如，明确的测量单位需要给出定义，体重（lb 或者 kg）、身高（in 或者 cm）、血糖（mg/dl 或者 mmol/L），以及这些单位是否由单个单位系统指定。

（一）研究病例报告表填写和修改的一般说明

1. 病例报告表填写

- 研究者必须保证填写在 CRF 和其他相关表格 / 记录中的数据的准确性、可读性和完整性
- 只有授权的研究人员（记录在授权签字表格）才被允许填写 CRF 和其他相关表格 / 记录
- 必须使用圆珠笔（印刷版 CRF）
- 所有设计的条目都需要在给定的位置填写数字或文字
- 对于入选的受试者，必须按照受试者鉴认代码表中的信息在 CRF 中填写姓名缩写和分配号码；为保护受试者隐私信息，受试者姓名不可以填写在 CRF 上
- CRF 应该在受试者参与试验过程中完成填写
- 填写在 CRF 上的数据来自于原始文件，需要与原始文件保持一致，对于不一致的数据提供解释

2. 病例报告表更正

- 只有授权的研究人员才被可以进行更正
- 不允许临床监查员 / 申办方对 CRF 进行更正

第 2 章　临床试验重要文档的制订

Development of Clinical Protocols, Case Report Forms, Clinical Standard Operating Procedures, Informed Consent Form, Study Regulatory Binder, Study Research Agreement, And Other Clinical Materials

027

- 更正的数据不能覆盖原有的数据（印刷版 CRF）
  - ➢ 不能擦掉原有数据
  - ➢ 不能覆盖原有数据
  - ➢ 不能使用修改液
- 做出更正（打印版 CRF）
  - ➢ 用一条线划掉错误的数据
  - ➢ 在错误数据的旁边 / 上面 / 下面写更正的数据
  - ➢ 需要填写更正日期
  - ➢ 需要填写更正人员的姓名缩写
  - ➢ 解释更正原因（如果需要）

3. CRF 的组成部分

应该强调的是 CRF 的结构和内容取决于方案的要求。CRF 的一般性描述如下：

(1) 筛选和入选

- 受试者入选排除标准
- 受试者人口学信息（性别、年龄、种族、身高、体重等）
- 基线评估（体格检查、疾病史、用药史、实验室检查、影像检查等）

(2) 流程

- 研究器械清点
- 器械缺陷 / 失败
- 检测过程参数

(3) 随访

- 特定的检查和测量
- 不良事件上报

(4) 不良事件

- 不良事件的描述包括不良事件的体征和症状
- 是否是严重不良事件如果是严重不良事件，需要明确判定依据
- 不良事件是否与研究过程相关

- 不良事件是否与研究器械相关
- 不良事件是否是非预期事件
- 记录不良事件开始日期、结束日期或者是否仍在持续
- 不良事件的结局（治愈、未治愈、持续或者治愈但有后遗症）
- 不良事件的严重程度/强度（如轻、中、重）

(5) 方案偏离

- 入选/排除标准偏离
- 研究过程偏离
- 研究依从性偏离（例如失访偏倚和知情同意相关偏倚）

(6) 试验完成页

- 无论受试者是否完成整个研究都需要填写如果受试者没有完成研究，那么提供没有完成的原因：受试者超窗（如果知晓填写一个超窗的日期），受试者失访（填写失访日期和最后一次访视），或者受试者撤回知情（填写受试者撤回研究具体日期）
- 主要研究者签名
- 填写 CRF 人员签名

（二）源文件

在临床研究过程中被认为是源文件的文件如下：

- 受试者治疗文件
- 治疗和药物史
- 设备打印文件
- 实验室检查结果
- 产品的分配和清点记录
- 实验室记录
- 医生记录
- 护士记录

第 2 章　临床试验重要文档的制订

Development of Clinical Protocols, Case Report Forms, Clinical Standard Operating Procedures, Informed Consent Form, Study Regulatory Binder, Study Research Agreement, And Other Clinical Materials

029

三、病例报告表模板举例

下列病例报告表模板列举了一些应该被设计的类型信息。但是，CRF 中准确的信息收集应该取决于研究方案。

筛选 / 入选病例报告表

方案名称和编号：

病例报告表编号和版本号：

受试者标识号：＿＿＿＿＿＿＿＿

受试者姓名缩写：＿＿＿＿＿＿＿＿

日期：＿＿＿＿／＿＿＿＿／＿＿＿＿

第一部分 – 入选

入选标准

对于所有要入选的患者，下列所有标准应该标记为是

否	是	不适用	入选标准
☐	☐	☐	
☐	☐	☐	
☐	☐	☐	
☐	☐	☐	
☐	☐	☐	

排除标准

对于所有要入选的患者，下列所有标准应该标记为否

否	是	不适用	排除标准
☐	☐	☐	
☐	☐	☐	
☐	☐	☐	
☐	☐	☐	
☐	☐	☐	

第二部分 – 人口学

出生日期：＿＿＿／＿＿＿／＿＿＿
性别：☐ 男　☐ 女
身高：＿＿＿　　☐ 英尺　☐ 厘米　☐ 未评估
体重：＿＿＿　　☐ 磅　　☐ 公斤　☐ 未评估
种族： ☐ 白人　　　　　　☐ 黑人　　　　　☐ 美国印第安人 ☐ 西班牙人　　　　☐ 亚洲人　　　　☐ 其他

第三部分 – 基线治疗史

如果没有治疗史，勾选这里＿＿＿

治疗情况	开始日期	结束日期或者持续

第 2 章　临床试验重要文档的制订

Development of Clinical Protocols, Case Report Forms, Clinical Standard Operating Procedures, Informed Consent Form, Study Regulatory Binder, Study Research Agreement, And Other Clinical Materials

031

第四部分 – 体格检查

身体系统	正常	异常	异常请描述	未评估
皮肤				
淋巴				
眼耳鼻喉				
颈部				
呼吸系统				
心血管系统				
胃肠道				
肌肉骨骼				
神经系统				

第五部分 – 用药

药物名称	开始日期	结束日期	是否持续	服用剂量和途径

第六部分 – 研究者确认受试者符合入选要求

是	否	
□	□	受试者是否满足所有的研究的入选要求?

第七部分 – 签名

日　期: ＿＿＿＿／＿＿＿＿／＿＿＿＿

　　　　年　　　月　　　日

研究者签字: ＿＿＿＿＿＿＿＿＿＿＿＿

填表人员签字: ＿＿＿＿＿＿＿＿＿＿＿

四、知情同意书 [3]

在编写知情同意模板时，应准备以下重要事项：

- 受试者知情同意过程是指，针对某一项临床试验，受试者在获知所有可能影响其参加决定的信息后，确定自愿参加该临床研究的过程。
- 参与临床研究的每个受试者都必须在参加研究前签署知情同意书（ICF）（在某些情况下，由患者的法定代理人签署 ICF）。
- 向患者进行 ICF 宣讲的人员也必须签署此文件。
- 为了证明 ICF 是在受试者参加临床研究之前签署的，ICF 中可以包括签署 ICF 的日期和时间。
- 特定医学情况下，如果受试者无法签署 ICF，则由其法定代理人代为签署。
- 鉴于临床研究的紧迫性和受试者的病情，某些临床研究可免于获得 ICF。受试者知情同意的豁免必须得到 FDA 的批准。
- 向受试者提供的 ICF，必须采用受试者母语。
- 向受试者提供的 ICF 应使用通俗易懂的表达方式，涉及的科学术语应尽可能简单化。

（一）ICF 的要素（21 CFR 50）

根据 21 CFR 第 50 款第 25 条的内容，ICF 的要素可总结为如下几点：

- 陈述所参加项目是研究性质的
- 解释研究目的
- 解释研究中心数目和入组受试者数目
- 研究预期持续时间以及患者随访访视
- 试验流程讨论
- 描述任何可合理预见的风险或不适
- 描述受试者或其他人可从研究获得的预期利益

第 2 章　临床试验重要文档的制订

Development of Clinical Protocols, Case Report Forms, Clinical Standard Operating Procedures, Informed Consent Form, Study Regulatory Binder, Study Research Agreement, And Other Clinical Materials

033

- 告知受试者其他特定的、适当的替代方法或治疗手段（如有）
- 告知受试者其医疗记录可能会接受申办方、FDA 或其他监管机构的检查，并阐明这些记录的保密程度
- 需解释如果发生伤害，是否会提供补偿或医学治疗
- 需解释遇到以下方面的问题，可以联系谁来进行咨询
  - ➢ 研究的信息
  - ➢ 研究中受试者的权益
  - ➢ 任何与研究相关的伤害
- 告知受试者参与研究是自愿的，不附带任何惩罚性措施或已有权益的损失
- 告知受试者如果已经妊娠或计划妊娠，研究中某些特定治疗或操作程序可能会对胚胎或胎儿产生目前无法预见的风险
- 告知受试者在哪些预期情况下，研究者可以不经受试者同意而终止受试者参与研究
- 告知受试者当研究过程中出现新的重要发现，而这些发现可能影响受试者继续参与研究的意愿时，会向受试者提供相关信息
- 知情同意的要求不得凌驾于联邦、州或地方法律之上
- 在适用的联邦、州或地方法律允许的范围内，医生具有对患者急救治疗的最高权力

（二）撰写知情同意书时遇到的挑战

撰写知情同意书时有两个主要挑战：可读性以及受试者对知情同意书内容的理解。

可读性：在撰写知情同意书时应考虑以下可读性的问题。

- 文件应很容易理解
- 根据 8 年级的阅读写作水平撰写
- 定义所有技术术语，如"导管"是指一个小塑料管
- 提供明确的信息

- 给出具体的例子
- 明确展示研究目的
- 尽可能使用心理图像

可理解性

- 通过删除不必要的前缀和后缀、使用简单的同义词来缩短句子
- 美式英语的平均可读句子长度为 17 个单词
- 超过 30 个单词的句子就认为是太长了
- 内容组织和可视图像
  ➢ 使用分段标题或简短的问题来组织内容
  ➢ 适当的使用图片可以提高理解程度

（三）对知情同意的监查

在针对知情同意情况进行的监查访视中，经常发现的问题包括以下几种：

- 受试者未在知情同意书上填写日期
- 研究者或指派的知情同意获取人员未在知情同意书上填写日期和（或）签名
- 见证人（如适用）未在知情同意书上填写日期和（或）签名
- 使用已过期的知情同意书或非 IRB 当前批准的版本
- 知情同意书由指派的知情同意获取人员签署，但此人未经 IRB 授权
- 受试者的签字日期与研究者或指派的知情同意获取人员的签字日期逻辑不匹配

（四）知情同意书签署的豁免要求

免除知情同意书包含如下几种情况：

- 危及生命的情况下需要使用试验产品
- 无法与受试者沟通，或无法获得受试者合法有效的知情同意而无法签署 ICF

第 2 章　临床试验重要文档的制订
Development of Clinical Protocols, Case Report Forms, Clinical Standard Operating Procedures, Informed
Consent Form, Study Regulatory Binder, Study Research Agreement, And Other Clinical Materials

035

- 时间不足，无法取得受试者的法定代理人同意
- 在救治受试者生命方面，没有其他可供选择的已获批准或普遍公认的治疗方法可以达到相等或更高的成功概率

（五）有计划开展应急研究的知情豁免 [4, 5]

当有计划开展应急研究，受试者有可能无法提供知情同意时，可以由 FDA 对 ICF 进行豁免批准。

五、医疗器械使用说明

本文件包括临床用户的所有医疗器械的使用说明书。它包括下列几个部分：

- 医疗器械介绍
- 适应证
- 禁忌证
- 潜在不良事件
- 警告
- 风险
- 注意事项
- 使用说明
- 储存和处理

1. 医疗器械介绍

医疗器械的详细介绍应根据需要提供图表和照片。

2. 适应证

医疗器械的使用目的应为使受试者群体和其他人群的预期疾病或状况得到治疗。

3. 禁忌证

一个包含医疗器械不能被使用或该器械的使用将对受试者有害的特定情况的列表，应注明该器械是如何在一些情况下被错误使用的，并列举注意事项。禁忌证是指由于受试者的解剖结构或疾病状况，不能进行技术上的使用；而注意事项是指该器械可以谨慎使用，也可以不使用，因为在某些疾病情况下可能会出现并发症。

4. 潜在不良事件

与研究产品或研究程序相关的所有预期不良事件的列表。

5. 警告

列出临床使用者应注意的任何特殊医疗器械警告。

6. 风险

讨论与医疗器械使用相关的任何潜在风险（注意事项：临床使用者应注意的特殊注意事项和监查程序）。

7. 使用说明

医疗器械的使用程序应逐步进行。

8. 储存和处理

列出医疗器械的存储条件，如温度、湿度和光线。

六、研究监管文档

本文件包含所有临床研究的管理文件。此外还包含方案的各种版本、ICF、CRF 等等。研究监管文档的副本由研究中心和申办方保存。研究监管文档包括以下文件。

（一）研究相关文件

- FDA 研究批准函
- 伦理委员会出具的伦理委员会批准证书

第 2 章　临床试验重要文档的制订

Development of Clinical Protocols, Case Report Forms, Clinical Standard Operating Procedures, Informed Consent Form, Study Regulatory Binder, Study Research Agreement, And Other Clinical Materials

037

- 伦理委员会批准的知情同意书
- HIPAA 授权表
- 研究者药物手册 / 研究医疗器械手册
- FDA 1572 表格（新药研究）
- 实验室文件（实验室证书，如 CLIA、CAP 和正常值范围）

（二）研究人员信息

- 个人简历：研究者和合作研究者的最新简历（提交后 12 个月内）
- 行医执照
- 财务披露
- 人体研究保护证明
- 试验研究协议（research contract，RC）：最终签署的研究协议和本协议的修订件

（三）研究追踪日志

- 筛选日志
- 授权日志
- 医疗器械清点日志
- 监查访问日志
- 培训日志
- 医疗器械装运记录

（四）研究通信

- 与申办方通信
- 与伦理委员会通信

（五）临床研究材料

- 不同版本的研究方案批准材料

- 不同版本的被批准的 CRF
- 知情同意书（ICF）模板和所有伦理委员会批准的 ICF 版本
- 经伦理委员会批准的研究广告宣传材料
- 使用说明（instructions for use，IFU），或研究者手册
- 培训材料包括研究启动访视的展示材料

七、试验研究协议

（一）协议结构

研究协议包括以下类别和规定：一般规定、特别规定、其他规定、展品和附录。

1. 一般规定

- 工作范围（研究方案）
- 人员（主要研究者和下级研究者）
- 持续时间（入选期）
- 数据记录的保存和使用（病例报告表）
- 通信（机构和申办方的联系方式）
- 伦理委员会批准（ICF）和 HIPAA 法规）
- 不属于申办方的独立承包商
- 使用的名称（申办方的授权名称和临床研究中心）

2. 特别规定

- 费用和付款条件：奖励措施（入选人数和时间要求）、管理费用（部门和大学的经费开支）、基础设施费用（伦理委员会、广告、制药）
- 机密信息
- HIPAA 合规
- 出版权

第 2 章　临床试验重要文档的制订

Development of Clinical Protocols, Case Report Forms, Clinical Standard Operating Procedures, Informed Consent Form, Study Regulatory Binder, Study Research Agreement, And Other Clinical Materials

039

- 知识产权
- 申办方对机构和主要研究者的补偿
- 受试者的伤害补偿
- 保险
- 参与的研究者的财务披露

3. 其他规定

- 对联邦和州的法律的依从
- 修订和可分割性
- 分配
- 研究产品的回收
- 记录保存的条款
- 禁止担保

4. 展品和修订

- 分项成本明细表
- 付款时间表
- 临床方案

（二）保密性

本项要求研究机构、主要研究者和下级研究者在协议规定的时间内对申办方信息保密但是不适用于以下情况：

- 已为公共所知
- 在研究开始前被研究机构或研究者所知
- 由有权这样做的第三方披露
- 法律要求披露
- 有必要确保适当的医疗

（三）出版权

在多中心发表后，研究者可自由发表研究方法 / 数据 / 结果，但需事先经申办方审稿。然而，申办方的权利受以下限制。

- 有时间限制的审稿权（通常为 30 天或更长时间）
- 无权拒绝出版
- 没有编辑控制
- 直接多中心发表

（四）知识产权

申办方的发明以申办方的机密信息为基础，受到与申办方的研究药物 / 设备 / 生物制品相关的专利、版权和商业机密的保护。研究机构的发明如下：

- 受专利或版权的保护
- 由机构的雇员发明
- 与研究药物 / 器械 / 生物成分（或新配方、新适应证、新使用）没有直接关系
- 不是基于申办方的机密信息

联合发明如下：

- 由研究机构雇员及申办方发明
- 有许可证的共同所有权

（五）赔偿

申办方应赔偿因研究而造成的任何伤害。赔偿条款免除了研究机构（子公司、附属公司、职员、受托人等）、主要研究者和下级研究者因使用或管理研究药物 / 医疗器械 / 生物制剂或研究所需程序而产生的任何责任，但规定了以下情况。

- 在没有严重违反方案的情况下遵守申办方的方案指示
- 已获得研究受试者的知情同意
- 遵守所有适用的 FDA 或其他政府要求
- 没有主要研究者或机构的疏忽或故意不当行为

第 2 章　临床试验重要文档的制订

Development of Clinical Protocols, Case Report Forms, Clinical Standard Operating Procedures, Informed Consent Form, Study Regulatory Binder, Study Research Agreement, And Other Clinical Materials

041

八、研究协议模板

（一）临床试验研究中心协议

临床研究名称：

方案编号：

生效日期：

临床研究中心编号：

序言：

A. 临床研究的申办方被称为"申办方的名称"。这项研究通常被称为"此处插入试验名称。"

B. 研究机构、主要研究者和申办方现在希望签订一份协议来进行试验，并作为该协议的一部分，规定双方各自的权利和义务，为完成本研究的关键时间点制订付款时间表。

因此，鉴于上述情况和所含的相互承诺，双方达成如下协议。

（二）双方协议

申办方：　　　　　　申办方的名称和地址

机构：　　　　　　　研究中心的名称和地址

主要研究者：　　　　研究中心 PI 的姓名和地址

付款信息：　　　　　收款的机构或个人（试验研究中心）：

　　　　　　　　　　　　收款人：＿＿＿＿＿＿＿＿＿

　　　　　　　　　　　　通信地址：＿＿＿＿＿＿＿＿＿

　　　　　　　　　　　　省 / 市 / 邮政编码：＿＿＿＿＿＿＿＿＿

　　　　　　　　　　　　联系电话：＿＿＿＿＿＿＿＿＿

联邦税编号（如果收款人是个人的话，社会保险号码）：＿＿＿＿＿＿

双方在此同意以下研究中心协议的条款：

(1) 计划入选试验的受试者总数

(2) 预计开始日期

(3) 预计入选完成日期

(4) 预计受试者随访完成日期

(5) 其他条款

1. 试验的执行

主要研究者 / 研究机构同意严格按照方案进行试验，严格遵守所有写在美国联邦法规（Code of Federal Regulations，CFR）上的美国食品药品管理局（Food and Drug Administration，FDA）的适用条例，包括第 21 主题的第 56 部分（21 CFR 56）和所有与进行临床医疗器械研究相关的适用的联邦、州，地方法律法规和指导方针，机构审查委员会（Institutional Review Board，IRB）规定的所有条件。

主要研究者应获得 IRB 或类似的由审查生物医学研究的机构正式指定的委员会的批准，以符合指南要求。此外，主要研究者应确保每位受试者均提交纸质版的知情同意书，并向每位受试者或其家属提供一份复印的纸质知情同意书，以视情况遵守指南规定。

在本协议期限内，申办方可向研究机构和主要研究者提供，或研究机构和主要研究者可生成属于申办方的某些保密和专有信息（"保密信息"）。研究机构和主要研究者双方均承认，所有临床或技术信息，包括在本次试验期间提供或生成的操作手册、协议、表格和报告，均为机密信息。机构和主要研究者均认可保密信息的价值和专有性质，并同意保密信息仍为申办方的财产。除非本协议另有规定，机构和主要研究者均同意接受和维护保密信息，除本协议明确授权的目的外，未经申办方明确书面许可，不得全部或部分使用保密信息。保密信息的披露和使用的限制应在本协议签订之日起 5 年内有效。

机构和主要研究者均理解并同意，本试验的所有数据和结果均为机密信息，未经申办方同意，不得与任何第三方共享或传播，或与任何其他试

第 2 章　临床试验重要文档的制订
Development of Clinical Protocols, Case Report Forms, Clinical Standard Operating Procedures, Informed
Consent Form, Study Regulatory Binder, Study Research Agreement, And Other Clinical Materials

043

验的数据或结果相结合。

在获悉以下事件后，主要研究者和研究机构应当立即且最晚不迟于 24h 通知申办方：任何严重不良事件、未预期的不良反应、任何的医疗器械故障、IRB 批准撤回、偏离方案中规定的调查计划、任何政府机构对试验的任何视察或问询。主要研究者应在获悉上述事件后不迟于 10 个工作日内向申办方提交一份关于所有上述涉及的类别的完整书面报告。

2. 可识别的个人健康信息

主要研究者 / 机构承认并同意，1996 年《健康保险可携带性和责任法案》第 104–191 页 F 子标题，以及根据该法案不时颁布的法规（"HIPAA" 或 "隐私规则"），要求机构和（或）主要研究者根据隐私规则作为 "受保实体"，在使用或披露受试者的 "受保护健康信息"（如隐私规则中所定义）之前，从受试者处获得已签名的授权，该授权是在试验中获得或创建的。各方同意仅以符合隐私规则和任何适用于受试者授权要求的方式使用和披露受保护的健康信息，包括每位受试者签署的知情同意和授权的条款和条件，或适用法律允许或要求的其他方式。

3. 记录的保存 / 保留

主要研究者 / 机构同意在试验期间保存完整的和最新的试验记录，包括病例报告表和试验研究中心文件，其中包括所有与试验有关的通信。主要研究者 / 机构同意在每位受试者的病例报告表中签署一份声明，以证明其中包含的数据是关于治疗、护理和受试者参与试验相关事件的准确记录。主要研究者 / 机构将保留本次试验的所有记录，直到以下记录的最后期限。

(1) 在 FDA 批准的上市前批准（PMA）申请 2 年后。

(2) 在试验执行两年后终止或撤回卫生监管机构豁免［如美国试验用医疗器械的豁免制度（IDE）申请］。

(3) 如地方、州和联邦法律法规所规定的；或为避免任何可能的错误，主要研究者 / 机构将在记录被销毁之前或在任何试验记录意外丢失或被销毁的情况下与申办方联系。

4. 申办方的视察权

申办方（或其代表）可在双方方便的时间定期访问主要研究者 / 机构，以监查和（或）稽查试验并回答程序上的问题。如申办方（或其代表）要求，主要研究者和（或）机构同意，按照方案中定义的，提供所有试验记录和试验参与者的医疗记录供比较和（或）复印。主要研究者和（或）机构也同意与 FDA 或任何其他监管机构的代表合作，以监查本试验，并将上述记录提供给监管机构的代表查看。

5. 责任 / 保险 / 保修免责声明

主要研究者和研究机构（包括其雇员、代理人、代表）均同意对其在履行本协议项下的职责过程中的疏忽或鲁莽作为或不作为承担全部责任，并对因任何和所有此类行为和疏忽而产生的或可归因于这些行为和疏忽的所有负债、损失、损害赔偿、开支和律师费承担财务和法律责任。申办方应当赔偿主要研究者和研究机构（包括其雇员、代理人、代表，"被赔偿方"），与试验研究的医疗器械有关的任何产品责任索赔，只要该赔偿并非是由于被赔偿方未遵循方案或者疏忽或者被赔偿方的故意不当行为而产生的任何债务、损害、成本或费用。

主要研究者和研究机构各自声明并保证其拥有一份全面的一般医疗事故保险计划（以赔偿或自我保险为基础），以充分履行其在本协议项下的责任。

申办方将负责合理的意外紧急受试者医疗费用，该费用是受试者参与本试验的直接结果，第三方付款人不支付该费用，且该费用不是由于主要研究者、研究机构或其雇员、代理人、官员、受让人或其他附属人员的疏忽、未能遵守方案或任何轻率或故意渎职行为造成的。

主要研究者和研究机构均理解并同意，试验医疗器械在性质上是试验性的，申办方或任何其他方对该医疗器械不作任何明示或暗示的保证。

6. 名称 / 宣传 / 学术发表物的使用

未经过受影响方的事先书面同意，任何一方不得在广告、宣传或其他方面使用受影响方的名称、商标、徽标、标志或其他形象，包括但不限于

第 2 章　临床试验重要文档的制订

Development of Clinical Protocols, Case Report Forms, Clinical Standard Operating Procedures, Informed
Consent Form, Study Regulatory Binder, Study Research Agreement, And Other Clinical Materials

045

任何与申办方或其任何子公司有关的此类信息。主要研究者和研究机构
（包括其雇员、代理人和代表）在未经申办方事先书面同意的情况下，将
不会发布或传播任何新闻稿或声明，也不会以书面形式或口头形式向媒体
或第三方发布任何与本试验相关的信息。

申办方承认其计划出版关于试验结果的多中心出版物。在多中心结果
的准备和发布之前，不允许发布试验中任何单个研究中心研究的主要结
果。主要研究者和（或）机构可以在合适的学术期刊或其他专业出版物中
发表其参加本试验所收集或产生的信息或数据，条件是这些材料的草稿
应在首次提交出版或公开发布之前至少 60 天提交给申办方进行评审。在
申办方确定试验的数据库是清理过且锁定的，此外主要和次要终点分析与
方案中一致之前，不得发表或展示资助试验的数据或结果。在所有出版物
中，申办方对试验的资助和在试验中提供的医疗器械都应获得认可。在本
试验成功完成并且医疗器械最终商业化后，申办方将对主要研究者 / 研究
机构的贡献进行的适宜的肯定。

7. 协议终止或协议一方参与协议的终止

任何一方有权在任何时候，在提前 30 天以书面形式通知其他方后，
以任何理由或无理由终止本协议。如果本试验提前终止，主要研究者 / 机
构将得到适当补偿，补偿金额根据入选至终止日期的受试者确定，并且
CDMS 将收到一份完整的病例报告表。如果由于主要研究者 / 机构没有遵
守试验方案或本协议，或者主要研究者 / 机构无故终止本协议，那么将不
会向主要研究者 / 机构支付任何款项。

如果一名或多名主要研究者离开正在进行试验的机构，主要研究者 /
机构将与申办方联系，以便由申办方自行决定是否将试验记录移交给机构
内的另一方，或与即将离开的主要研究者一起带走。

8. 知识产权

主要研究者或机构在执行本试验中的任何发现、发明和（或）应用于
实践的改进的所有知识产权均应由主要研究者和（或）机构分配给申办方
或其指定者。主要研究者 / 机构将与申办方在申办方的专利和其他相关的

文件和记录方面进行合作。

9. 其他

主要研究者 / 机构在本协议项下以独立承包商的身份开展工作，而不是作为申办方的代理人或雇员。

主要研究者和（或）机构的每名成员，通过签署以下内容，保证并表明无论是他们或其直系亲属（指配偶和子女）在执行本试验中没有任何实际或可感知的利益冲突（例如，有在本试验中测试的医疗器械的公司的股票或其他权益），并且在本协议中的参与不与对第三方的任何其他义务相冲突。

本协议和研究者协议规定了双方之间与试验有关的完整协议和共识，并取代和合并双方之间先前的所有讨论、通信、谈判和协议。如果本协议条款与研究者协议之间存在任何冲突，则应以本协议条款为准。

除本协议另有规定外，本协议不得修改、补充或以其他方式修改，除非各方签署书面文件，以使其具有约束力。

双方在下面签字同意本协议的条款。每一方应保留一份本协议的复印件作为记录。原件必须退还给申办方。

主要研究者

_____

姓名和头衔（用印刷体填写或打印）

_____   _____

签字   日期

研究机构

_____

姓名和头衔（用印刷体填写或打印）

_____   _____

签字   日期

第 2 章　临床试验重要文档的制订
Development of Clinical Protocols, Case Report Forms, Clinical Standard Operating Procedures, Informed
Consent Form, Study Regulatory Binder, Study Research Agreement, And Other Clinical Materials

047

申办方法人

———————————————

姓名和头衔（用印刷体填写或打印）

———————————————　　　　　———————————————

签字　　　　　　　　　　　　　　日期

九、研究协议的挑战

临床研究协议的签署是距离临床研究批准的最近步骤之一。这份文件通常就在研究开始之前签署。应该提前规划好足够的时间来完成这项活动，特别是如果选择的研究中心是学术机构，因为有几名人员要审查和签署协议。研究预算应合理设置，以覆盖研究费用、机构间接费用、受试者再支付、行政费用和研究人员费用。研究费用应限于不被包括在治疗标准内的研究过程。

对于多中心试验，与研究过程成本的谈判从这些过程的医疗保健价格开始。受试者再支付包括受试者的旅费以及任何与花费在研究活动上的时间相关的再资助，以提供对具体研究问卷的答复。机构间接成本通常是固定的，并且与机构相关。行政费用包括研究的广告费用、邮寄、应对和其他合理费用。研究的伦理委员会成本通常直接是伦理委员会给申办方的账单。

对临床研究协议的挑战可能存在于协议中的以下四方面：

- 赔偿
- 发表政策
- 保险
- 受试者伤害

1. 赔偿

协议应规定申办方是否会赔偿，或者申办方是否要求相互赔偿。协议中通常规定，研究中心不会因正常的业务流程、与研究相关的任何服务提供以及研究产品存在制造缺陷的情况下承担申办方的赔偿责任。

2. 保险

申办方应持有最低水平的保险，并证明其流动资产能够覆盖主要由研究风险决定的负债。

3. 出版

研究协议通常允许 30～60 天的出版评审，并可能包括关于出版限制或批准的其他条款。

4. 受试者伤害

协议中有一段关于受试者伤害赔偿与医生过失无关的内容。

十、临床表格及证书

临床研究需要几种临床表格和证书，包括财务披露表格或证书、筛选日志、研究中心通讯日志、研究中心培训日志、监查访问日志、研究中心授权日志和医疗器械库存日志。申办方需要财务披露表来评估研究人员在进行研究时是否存在利益冲突，其他表格在文件管理、培训和研究监查中需要。

（一）财务披露证书 [6, 7]

每位参与本研究的研究者和下级研究者均需填写财务披露证书或表格。申办方将根据研究者之间的任何利益冲突问题对该表格进行评估。

- 所涉及的研究者是直接参与研究对象的治疗和评估的任何研究者和下级研究者。
- 对于支持提交美国试验用医疗器械的豁免（IDE）、上市前批准

第 2 章 临床试验重要文档的制订

Development of Clinical Protocols, Case Report Forms, Clinical Standard Operating Procedures, Informed Consent Form, Study Regulatory Binder, Study Research Agreement, And Other Clinical Materials

049

（PMA）、人道主义器械豁免（HDE）或上市前通知的研究 [510（K）] 信息的研究也需要填写此表格。

财务披露的内容如下：

- 披露所涉研究的申办方与参与研究的临床研究者之间的任何财务安排，由此对研究者进行研究的补偿金额可能会受到研究结果的影响。
- 披露来自研究申办方的任何其他类型的重要支付，如资助正在进行的研究、医疗器械形式的补偿、正在进行的咨询的预付款或酬金（其价值超过 25 000 美元）。
- 披露参与研究的任何临床研究者在测试产品中持有的任何专有权益。
- 披露参与任何临床研究的临床研究者所持有的覆盖研究的申办方的任何重大股权（价值超过 50 000 美元的上市公司）。
- 确认为尽量减少因任何已披露的安排、利息或付款而产生偏见的可能性而采取的任何步骤。

（二）临床表格

- 筛选日志
- 研究中心通讯日志
- 研究中心培训日志
- 监查访问日志
- 研究中心授权日志
- 医疗器械库存日志

1. 研究中心通讯日志

此日志包含申办方与研究中心之间的沟通情况：关于不良事件、流程说明、监查访问等的任何通讯均应记录在此日志中。本日志包含以下项目。

- 研究中心 ID 号码

- 沟通类型（电子邮件、电话等）
- 沟通日期
- 接收或发送信息的人员姓名
- 沟通描述

2. 受试者筛选日志

该日志为所有筛选对象的列表，包括筛选失败的对象和未被纳入研究的原因。创建此日志是为了确保按照方案中的定义选择适当数量的无偏倚的、足够的受试者。本文件还定义了未被纳入研究的筛选失败受试者的标准。在修改某些标准后，可以利用这些信息来增加受试者的登记数量（如果试验中的入选进度较慢）。本日志包含以下内容：

- 研究中心 ID 号码
- 受试者 ID 号码
- 受试者是否符合入选 / 排除标准和基线评估标准（是或否）
- 受试者是否参与了研究（是或否）
- 入选日期

3. 监查访问日志

本日志用于记录研究监查访问情况，包含以下项目：

- 研究中心 ID 号码
- 拜访者姓名
- 头衔
- 随访类型
- 随访日期
- 监查员签名

4. 研究中心授权日志

本日志中由主要研究者填写下级研究者或其他研究人员的授权情况，如下：

- 研究中心 ID 号码
- 被授权人姓名

第 2 章　临床试验重要文档的制订
Development of Clinical Protocols, Case Report Forms, Clinical Standard Operating Procedures, Informed
Consent Form, Study Regulatory Binder, Study Research Agreement, And Other Clinical Materials

051

- 授权日期
- 被授权职责
- 被授权人签字
- 主要研究者签字

5. 研究中心培训日志

研究中心培训情况记录在此日志中，具体如下：

- 研究中心 ID 号码
- 受培训人员姓名和头衔
- 提供培训人员姓名和头衔
- 培训日期
- 受培训人员签字

6. 医疗器械库存日志

研究者应根据临床方案对申办方接收、使用或归还的医疗器械的情况进行清点。这是一个管理日志，用于记录研究中心接收、使用或归还的研究医疗器械的情况。

- 医疗器械运输情况
- 医疗器械使用情况
- 医疗器械回收情况

十一、标准操作规程

申办方制作 SOP 用于指导研究者的操作、管理、运营项目和研究。SOP 至少要覆盖特定的临床过程，例如不良事件的报告、治疗过程的监查、知情同意模版的设计、临床方案的设计和主文件内容。临床 SOP 可以由申办方制订也可以交给签署合同的 CRO（合同研究组织）来制定。在临床研究的每一个阶段记录所遵循的标准操作规程是很重要的。例如，研究机构和研究者的资质要求、访视监查要求，申办方应该明确研究者按照申办方还是 CRO 制订的 SOP 执行。

（一）SOP 的内容

临床 SOP 一般包含如下内容：

- 目的　每一个过程的目的需要明确的说明，如本规程是为了说明在研究过程中如何上报不良事件而制订
- 范围　这部分应该描述适用的研究和该规程的局限性
- 定义　SOP 中涉及的特定专业词语和过程需要在这部分内容中描述，如病例报告表和临床监查员的作用
- 职责　各部门、团队和个人在研究过程中的每一个环节的职责都需要在这部分内容中讨论，如临床经理、监查员和注册经理
- 执行过程　人员执行过程需要在这部分讨论，如谁执行什么任务，具体任务的描述
- 相关文档　SOP 中涉及的其他 SOP、法规和出版物需要说明
- 附件　SOP 中涉及的任何需要添加的附件需要说明

（二）设计 SOP 的基本要求

特定试验设计 SOP 的基本要求总结如下：

- 确保申办方的操作规程与法规和 GCP 一致甚至高于相关法规要求
- 确保临床研究人员熟知这些操作
- 确保这些操作规程定期被审核和更新
- 确保 FDA 的稽查不会产生严重结果

（三）SOP 举例

以下是 3 个 SOP 的设计案例，用于熟悉 SOP 的设计过程。

第 2 章 临床试验重要文档的制订

Development of Clinical Protocols, Case Report Forms, Clinical Standard Operating Procedures, Informed
Consent Form, Study Regulatory Binder, Study Research Agreement, And Other Clinical Materials

053

1. 研究者和研究中心的资格和选择标准操作规程

题目	研究者和研究中心的资格和选择标准操作规程
目的	本 SOP 的目的是明确研究者 / 研究中心的资格和选择的过程和责任
范围	本 SOP 适用于申办方所有的临床研究: 探索性试验、确证性试验和上市后研究
定义	SOP 中使用的短语定义如下 **临床事务部门 (clinical affairs，CA)** 部门中所有人员均为经过培训且有相关经验的临床操作人员。这个部门直接或者通过咨询 /CRO 公司来管理和监控临床试验的全流程。 **临床研究中心** 进行临床试验的任何公共或私人实体或代理机构或医疗机构或牙科机构。 **合同研究组织** 申办方签署的个人或者组织(学术、商业等) 来执行临床试验的相关任务和功能 **监查员** 经过研究方案、知情同意、使用说明的相关培训,符合 SOP 和法规要求的人员,主要负责监查和报告临床研究中心或者其他数据收集机构(核心实验室或者其他研究机构) 的研究进展。监查员由申办方指派,可以是一个员工、顾问或者 CRO 的员工,这些人需要被申办方再次培训。在本 SOP 中,在研究中心执行评估和资质审核的人就是"监查员"。 **主要研究者** 实际执行临床研究的人,在其直接指导下,对患者实施或分发或使用试验品,或是一个研究团队或者多个研究人员中的负责人。 **临床研究协调员** 可能是研究协调员、课题协调员、研究护士等。这个人,在主要研究者的指导下,代表主要研究者管理临床试验的大部分职责,通常作为研究机构和申办方的联系人员,并在监查员监查之前审阅数据和记录。临床研究协调员也可以完成由主要研究者授权执行或者管理其他的研究相关工作。 **助理研究者** 在主要研究者的带领下执行具体的临床研究相关工作。 **受试者** 可能是一个"患者"或者"试验对象"。这个个体参加临床试验可能是试验组也可能是对照组。
职责	(1) 临床研究经理负责准备和提供潜在的研究者和研究中心名单,并分配给对应的监查员。 (2) 由分配到中心的监查员负责资质审核并完成监查报告。 (3) 临床事务部门负责人从名单中选择最终的研究者和研究机构。

（续表）

流程	(1) 临床研究经理负责准备和提供潜在的研究者和研究中心名单并分配监查员执行评估工作。名单信息可以有多个来源，包括市场部、临床顾问、其他研究者和一些出版物，同时应该包含研究者姓名及其特定领域的经验。 (2) 监查员需要先与潜在主要研究者签署保密协议后，再进行产品和研究的信息交换。 (3) 监查员需要先提供方案摘要给有兴趣的研究者。 (4) 监查员与潜在研究者协商安排一次资质评估访视。 (5) 监查员撰写资质评估报告，包括对研究者、研究团队和设备信息的评估。 (6) 临床事务部门负责人在潜在研究者中最终确定研究者和研究机构名单。 (7) 无论否被选中，临床研究经理或者其代表都要发送确认信告知所有潜在研究者和研究中心。
参考资料	(1) 21 CFR Part 812 FDA Investigational Device Exemption (2) ICH E6 Guideline for Good Clinical Practice
附件	资质审核问卷模板 资质审核报告模板

2. 临床研究中不良事件上报标准操作规程

题目	临床研究中不良事件上报标准操作规程
目的	本文档的目的是定义申办方的临床研究中上报不良事件的方法和操作过程。
范围	适用于所有申办方的临床研究中发生的不良事件。
定义	**临床事务部门** 部门中所有人员均为经过培训且有相关经验的临床操作人员。这个部门直接或者通过咨询 /CRO 公司来管理和监控临床试验的全流程。 **合同研究组织** 申办方签署的个人或者组织（学术、商业等）来执行临床试验的相关任务和功能。 **监查员** 经过研究方案、知情同意、使用说明的相关培训，符合 SOP 和法规要求的人员，主要负责监查和报告临床研究中心或者其他数据收集机构（核心实验室或者其他研究机构）的研究进展。监查员由申办方指派，可以是一个员工、顾问或者 CRO 的员工。在本 SOP 中，在研究中心执行评估和资质审核的人就是"监查员"。 **主要研究者** 实际执行临床研究的人，在其直接指导下，对患者实施或分发或使用试验品，或是一个研究团队或者多个研究人员中的负责人。

第 2 章　临床试验重要文档的制订
Development of Clinical Protocols, Case Report Forms, Clinical Standard Operating Procedures, Informed
Consent Form, Study Regulatory Binder, Study Research Agreement, And Other Clinical Materials

055

（续表）

定义	**受试者** 可能是一个"患者"或者"试验对象"。这个个体参加临床试验可能是试验组也可能是对照组。 **病例报告表（CRF）** 设计用来记录临床试验数据的一种印刷的、光学的或电子的文件。 **不良事件（AE）** 在临床试验过程中出现的不利的医学事件，无论是否与试验用的研究器械相关。 **严重不良事件（SAE）** 不良事件导致死亡、威胁生命（即使只是暂时的）、住院或者延长住院时间、身体结构或者身体功能的永久性缺陷、导致先天性异常／先天缺损，或者需要进行医疗或者手术介入以避免对身体结构或身体功能造成永久性缺陷或者其他描述的严重医学事件。 **预期不良事件** 在研究方案或者其他研究相关文档中预先定义，且与研究器械或者治疗过程相关的不良事件。 **非预期器械不良反应** 任何与器械有关的，对受试者健康、安全、生命产生威胁，或造成受试者死亡的严重不良反应，且该不良反应所造成的影响、问题或死亡，未能在事先的研究计划、临床研究实施中发现该问题性质、严重程度，或事故程度；或任何其他与器械有关的，关系受试者权利、安全或福利的严重非预期问题，均为非预期器械不良反应。
职责	(1) 临床事务管理部门负责解释、审核、更新和实现这个过程。 (2) 临床事务管理部门负责审核所有不良事件报告表格和不良事件报告以确保不良事件可以被合理及及时地上报。 (3) 主要研究者需要按照 SOP 要求在规定时间范围内向申办方上报严重不良事件或者非预期不良器械反应。
流程	(1) **不良事件表格**：所有不良事件必须记录在不良事件表格中。 这些表格包括下面的信息。 ● 不良事件描述，包括不良事件的体征和症状 ● 是否是严重不良事件。如果一个事件被认为是严重不良事件，那么判断依据需要勾选 ● 是否是一个可预期的不良事件。可预期不良事件需要在方案中定义，因为这些事件都是潜在可能发生的。 ● 非预期不良反应。与研究器械相关的非预期不良事件。 ● 不良事件的发生日期和结局。包括开始日期、结束日期，如果没有治愈需要勾选持续。另外，不良事件结局包括治愈、未治愈、持续或者治愈但有后遗症都需要记录在不良事件表格中。 ● 不良事件与研究器械的关系。这些关系是相关、可能相关、不相关或者不知道，这些信息都需要记录在不良事件表格中。

（续表）

流程	• 不良事件与研究过程的关系。这些关系是相关、可能相关、不相关或者不知道，这些信息都需要记录在不良事件表格中。 • 不良事件严重程度。不良事件严重程度分类包括轻度、中度和重度。 **(2) 不良事件报告时间。** • 严重不良事件和非预期严重不良反应应该在研究者获知后 24h 内上报给申办方（这个时间范围由申办方决定）。最终严重不良反应和非预期严重不良反应必须在研究者获知后 10 个工作日内提交申办方。 • 严重不良事件和非预期严重不良反应必须按照伦理机构要求上报给伦理委员会。 • 如果一个非预期不良反应被认为无法判断对受试者的风险影响，那么申办方可以停止所有研究，对该风险的上报，但是时间最多不能超过发现后 5 天。在发现后 10 天内，申办方必须向 FDA、伦理委员会和研究者通报。
参考资料	(1) 21 CFR Part 812 FDA Investigational Device Exemption. (2) ICH E6 Guideline for Good Clinical Practice. (3) ISO 14155 Clinical Investigations of Medical Devices for Human Patients.
附件	不良事件病例报告表模板

3. 统计分析计划撰写标准操作规程

题目	统计分析计划撰写标准操作规程
目的	本 SOP 的目的是定义临床研究中统计分析计划的撰写与维护过程。
范围	本 SOP 适用于申办方所有的临床研究。 探索性试验、确证性试验和上市后研究。这个 SOP 被用作与研究中心和法规部门分享数据的依据。
定义	SOP 中使用的短语定义 **病例报告表** 设计用来记录临床试验数据的一种印刷的、光学的或电子的文件。 **临床方案** 研究方案是所有临床试验的基础。这个方案应该被认真设计，在保护受试者的安全的同时可以回答研究问题。方案描述了参与试验受试者的类型、检测安排、治疗过程、用药信息和剂量、研究的时间长度。在一个研究中，研究人员需要定期随访受试者，确保他们的健康同时判断治疗的安全性和有效性。 **临床方案修改** 在试验过程中的方案修改。

（续表）

定义	**统计分析计划书** 统计分析计划书需要按照申办方审核过的流程去定义和分析终点数据、测量数据，也需要讨论样本量确定过程。详细的统计分析计划书包含如何将数据展示到表格、图表和列表中。 **数据经理** 数据经理负责将数据录入至制订的数据库，包括来自表格、图形和图表的最终数据。
职责	**统计师的职责** (1) 确保方案和任何修改内容涉及的统计问题是明确和准确的。 (2) 审核病例报告表确保主要终点和次要重点相关数据被收集且满足统计分析计划书中的展示要求。 (3) 如果统计分析计划书修改或者修改内容影响到了收集的数据，统计师需要与数据经理合作完成统计分析计划书的更新。 **临床研究团队** 临床研究团队负责按照研究方案和统计分析计划书向统计师提供需要的信息。
流程	(1) 统计分析计划需要在方案中明确定义并且在试验开始前被批准。 (2) 统计分析计划需要包含详细的研究分析计划。包括分析产出和一致且可重复的操作过程。 (3) 统计分析计划包括研究结果、格式、报告内容的详细的需求和参数信息，同时保证结果的稳定性和敏感性。 (4) 制订一般的核查和特殊的检查过程确保计划和相关数据的质量，同时保证与研究方案一致。 (5) 统计分析计划至少包括主要疗效指标和次要疗效指标。 　• 结果的计算过程 　• 在分析之前明确数据转化规则 　• 使用适当的统计检验方法 　• 缺失数据的处理方法（满足科学性和统计原则） 　• 是否进行统计推断，是否对多次比较进行统计调整
参考资料	21 CFR Part 11
附件	具体统计分析计划书

第3章 研究者的资质/选择和监查访视
Qualification/Selection of Study Investigators and Study Monitoring Visits

　　本章节主要包括研究者资质和选择、临床研究中心、现场培训和监查访视等。将监查访视按照研究的不同阶段进行分类。例如，启动研究访视是在研究入组开始之前进行，中期访视是在研究过程中定期进行，结束访视是在所有随访完成之后进行的。在本章节中，将研究监查报告与访视类型相比较进行讨论。本章中详细讨论了研究者和研究中心的资质和选择问题。还根据访视类型阐述了监查员的职责。本章最后介绍了研究监查报告并举例说明。

一、研究者的资质和选择

　　研究者和研究中心的资质评价和选择是临床试验的前期准备工作之一。这一过程的目的在于选择有经验、有兴趣参与研究并能够按照计划执行的研究者。研究者应该能够在临床试验规定的时间内招募足够数量的患者，并应有一支符合资质要求的研究团队和足够的临床研究设施来进行试验。研究团队由助理研究者和其他研究人员组成（如临床研究协调员）。研究设施包括所需的诊断实验室、影像实验室、存放研究产品/研究文件的空间和供监查使用的空间。

可以通过多渠道收集潜在研究者的名单，在其中起关键作用的是申办方的市场和销售团队、临床顾问、其他临床研究者以及研究领域内的出版物。

在资质审查期间，申办方代表将对研究者、研究人员和研究设施进行评估。申办方应制订一份问卷，用来评估主要研究者及其研究中心。访视结束后，应将从问卷和访视中获得的结果与反馈（例如，已完成的资格访视问卷）以及对主要研究者和助理研究者的评估结果保存在文件夹中，以记录这一选择过程。

（一）主要研究者的职责 [8]

在医疗器械临床试验中，主要研究者（principal investigator，PI）的职责与本章后述表中列出的药物临床试验中 PI 职责相似。

- 根据相应的现行方案进行试验。
- 只有在得到申办方的同意之后才能修改方案（方案偏倚）。但是为了保护受试者的安全、权利或福利等必要情况除外。
- 亲自负责或监督临床试验。
- 通知患者或所有对照组人员，该研究器械使用的研究目的，并确保知情过程符合美国联邦法规 21 章第 50 部分中知情同意部分以及第 56 部分中机构审查委员会（IRB）审查和批准的相关要求。
- 向申办方报告研究过程中发生的不良事件。
- 详细阅读并充分了解研究者手册中的信息，包括器械的潜在风险和潜在不良影响。
- 确保所有参与试验的协助人员、同事和雇佣员工都了解他们在履行上述职责方面的义务。
- 保留完整、准确的文件记录，并能随时提供各种资料和文件以供检查。
- 确保由符合美国联邦法规 21 章第 56 部分要求的机构审查委员会（IRB）负责临床试验的初始和后续的审查与批准。同意立即向 IRB 报告试验过程中发生的任何变化以及对受试者或其他人造成危险的所有非预期问题。此外，同意在未经 IRB 批准前，不对试验做任何修改，除非需要消除对受试者造成的明显直接伤害。

（二）资格访视问卷

问卷包含如下内容：

1. 研究者和研究人员的审查

- 研究者是否对该项临床试验感兴趣？
- 研究者是否曾经参加过临床试验而具有丰富的经验？
- 研究者是否有足够的人员来执行研究（包括专职的临床研究协调员）？
- 研究者是否收到过 FDA 的警告信？警告的结果是什么？
- 研究者是否愿意按照制订的方案进行试验？
- 除获得当地 IRB/EC 的批准外，该研究中心是否获得其他批准？
- 研究者是否有足够的权限接触到方案中指定的受试人群？
- 研究者是否会同时进行其他研究，需要争夺相似的受试人群？
- 研究者的名字是否出现在 FDA（或其他适用的监管机构）的禁止名单中？

2. 设施评估

- 包括实验室和设备在内的设施是否安全且适合进行试验？
- 是否有合适、安全、专门的区域存放研究产品？
- 是否有合适、安全、专门的区域存放研究文件、CRF 等？
- 是否有足够的区域进行监查？

（三）某些临床试验的特殊要求

如果找不到合适的研究者来管理患者招募，则某些试验的招募可能会进展缓慢。例如，一项涉及侵入性操作的临床试验，其研究团队可能需要来自不同专业的临床医生，以管理那些使用左心室辅助装置、经皮左心室辅助装置或经皮瓣膜置换装置的受试者。虽然此类试验的临床操作人员可以是心脏介入专家或心外科医生，但需要各专业的医生参与管理（如心脏介入专家、心脏外科医生和心力衰竭医生），从而确保招募最适合的患者（和招募速度）。

临床试验入组缓慢的另一个原因可能是缺乏符合研究条件的患者。本书作者在评价左心室辅助装置治疗心源性休克的临床试验中遇到了这个问题。在这种情况下，申办方可以考虑采取下列措施：

- 选择一个具有特定患者人群的研究中心。
- 确认没有其他试验竞争患者人群。
- 对主要研究人员（10～20 名）进行一次研究前的调查，以确认试验产品的预期临床效果（如死亡率降低 10%～20%）及试验的其他重要假设。
- 制订有创造性的方案，以限制试验的样本量，以及避免漫长的入组期（如使用替代终点）。
- 在试验的早期阶段与 FDA 沟通，让 FDA 了解到所有问题。

（四）与潜在研究者的沟通

完成资质评估后，向被评估的潜在研究者发送信函，告知他们是否被选中参加研究。

二、监查访视

对于任何既定的临床试验，监查员的数量和监查次数的确定取决于以下因素：

- 参与试验的临床中心的数量和位置
- 临床中心研究人员的培训和经验水平
- 试验的复杂性
- 疾病的性质或研究中的其他情况

监查访视的次数将在本章稍后的"监查计划"部分中讨论，该部分概述了投入足够的资源来对试验进行成功的监查。

（一）监查访视的安排

- 在对研究中心进行访视之前，监查员应向 PI 进行书面的确认，如访视确认信函或类似文档。
- 信函要符合研究监查计划中的所有要求。
- 信函需概述某人（如有）需要陪同监查的原因：哪些研究人员需要出席会议，以及哪些文件必须提供给监查员审查。
- 之前监查访视中发现的问题都应该在本次访视中解决。
- 安排出足够的时间与相关人员就问题或更新情况进行讨论。
- 在访视之前，需要将所有必要的文件和（或）材料送到中心。

（二）监查员的职责

应指派有资质和经验丰富的监查员来进行监查。监查员应通过监查访视的形式，履行其在研究的筹备、执行和管理期间的若干职责。为了达到以上目标，在进行任何监查访视之前，应按照以下的程序对监查员进行培训。

- 有关以下内容 SOP 培训：PI/ 临床研究中心的资质和选择、临床试验的监查、不良事件报告和数据管理，以确保参与监查过程的每个人都了解他 / 她在监查访视过程中的责任。
- 研究的监查计划，说明了监查访视的次数和频率，以及每次访视期间需要完成的具体任务。

监查员的职责可概括如下：
- 遵循标准操作规程（SOP）和研究监查计划，确保试验按照研究方案、适用的法规以及申办方 SOP 进行和报告。
- 审查所有不良事件和不良事件相关的源文件。
- 与研究者和申办方的首席医疗官讨论新出现的不良事件，将不良事件升级到严重不良事件（SAE）或将 SAE 降级为不良事件。

- 针对严重不良事件的咨询和报告，做到 24h 待命。
- 监督和报告研究的进展。
- 提醒研究人员在试验过程中出现的任何方案偏倚。研究者必须在 CRF 中报告这些偏离，同时也需要根据 IRB 的要求上报。
- 在访视日志中对监查访视进行书面记录。
- 在监查访视结束后，需给研究者写信，列出此次访视发现的主要问题，并给出建议采取适当的措施来纠正所发现的问题。
- 如果研究者会议取代了现场启动访视，则在会议期间必须解决所有有关启动访视的指示。

（三）监查计划

监查包括制订一份详细的监查计划，该计划包括监查次数、监查频率以及每次访视时监查员的职责等信息。详细的监查计划通常会在临床试验方案中进行讨论，包括以下关键点：

- 谁将进行监查访视
- 监查访视的类型和频率（启动、中期监查、结束后）
- 中期监查访视的次数
- 访视期间将审查什么？是 CRF？抽查比例又是多少（100% 或以下）
- 每次研究访视时监查员的职责

监查计划中详述了监查访视的类型以及每次访视将审查哪些内容。例如，在患者入组之前进行研究启动访视，启动访视的目的是针对研究产品和研究方案进行进一步的培训，也包括不良事件的定义/报告原则的培训，将在本章稍后进行讨论。

中期监查访视通常安排在试验期间进行，从患者符合试验的入排标准并成功入组后的早期访视开始。早期访视的目的是为了审查和纠正在入组期间可能出现的任何问题。其后的监查访视需分布涵盖研究的随访阶段。

试验结束后的访视，通常会审查和回收所有剩余的 CRF，完成试验产品的回收和销毁。

（四）访视的类型及相关内容

申办方进行的研究中心访视可分为 4 类：①研究者 / 中心资质访视；②研究启动访视；③中期访视；④试验结束访视。

1. 研究者 / 中心资质访视

第一次访视是在试验的准备阶段。此次访视的目的是选择符合资质要求的研究者及适合研究的临床中心。

2. 研究启动访视

在受试者开始入组之前，应进行一次监查访视，主要是对研究者和研究人员进行试验设备、临床方案的步骤和 GCP 原则培训。申办方的临床代表需参加这次访视，并在研究中心向研究团队介绍以下内容并讨论。

- 临床方案
- 试验器械介绍
- 不良事件
- 监查计划
- 病例报告表
- 主要研究者的职责
- 知情同意书
- 方案偏倚

申办方代表可在培训结束后进行提问测验，确保 PI 及其研究团队已经充分了解了上述内容。

3. 中期监查访视

在患者入组和随访期间进行的访视，主要是监查试验流程（受试者入组、基线评估、试验流程及随访访视）。申办方的临床代表负责审核和监查 CRF、不良事件及其支持性源文件的准确性，以及研究文件夹中的文件。中期监查访视旨在实现以下目标：

- 研究者可以确定特定受试者的治疗方法。
- 确认在方案中的试验流程开始之前，所有受试者已经签署知情同意书。
- 确认所有试验产品的使用遵循试验方案的规定。
- 确认研究者已保存所有必要的试验文件。
- 根据源数据核实受试者，并确认信息完整、正确的记录在 CRF 中。
- CRF 的任何更改都有妥善的记录、签名和日期。
- 按照方案对试验产品进行管理。

进行访视的监查员以及访视期间在场的所有申办方工作人员都需要签署监查访视日志。在访视期间，监查员至少应完成下列工作：

- 审查管理文件是否完整、准确，且是最新版本，尤其是 IRB/EC 审查和批准的文件。
- 确认在所有试验步骤开始之前，所有受试者都已签署了最新、正确版本的知情同意书［包括 HIPAA 和（或）其他知情同意文件（如适用）］。
- 确认记录所有严重和（或）非预期器械相关不良反应，并适时的向申办方报告，同时根据 IRB 的政策向 IRB/EC 报告。
- 确认所有 AE 均记录在 CRF 中。
- 评估对试验方案的依从性。
- 评估所有入组的受试者是否符合方案的规定。
- 核查源文件，并与 CRF 进行比较核对，以确认准确、完整的收集研究数据，并确认合适的数据修改已完成。
- 核查、确认所有数据疑问已完成。
- 与研究中心的工作人员一起审查尚未解决的问题，确认他们制订的解决方案，或一起讨论制订解决方案。
- 确认研究中心对试验产品使用、储存及管理符合方案的规定。

每次随访的监查访视均由监查员记录在"中期监查访视报告"中，报告内容如下：

- 已解决和未解决的问题。
- 确认试验的进展情况，招募进展情况，退出的受试者人数；PI 和参与研究的人员进行的试验操作，以及研究中心继续进行试验的能力；遵守方案和相关文件的规定。
- 缺失的访视或检查。
- 未能完成试验的受试者，以及每个受试者未完成的原因。
- 确认知情同意符合美国联邦法规 21 章第 50 和第 56 部分的要求。

4. 试验结束监查访视

是试验的最后一次监查访视，在最后一名受试者完成最后一次随访后进行。在此次访视中，申办方将收回所有剩余的 CRF，完成所有试验器械的清点。在结束监查访视期间，申办方应完成以下几点：

- 确认试验器械的最终清单，确认试验中所用器械均已记录在内。
- 确认所有患者的 CRF 均已填写完成，并且所有 CRF 的副本均已从研究中心收回。
- 确认之前监查访视中发现的所有疑问已解决。
- 完成研究中心的管理文档的审查。
- 确认 CRF 中记录了所有临床和实验室数据。
- 确认所有不良事件均已记录，并且出具报告。
- 确认 PI 已通知受试者、伦理委员会及监管机构（如需要）该试验已完成。

5. 研究中心访视记录

对于每次监查访视需记录以下信息：

- 访视日期
- 参与监查访视人员的姓名
- 此次访视的研究者的姓名和地址
- 报告访视期间发现的问题、结论以及为纠正在访视期间发现的任何问题而采取的措施

三、监查报告

（一）监查报告类型

试验的监查报告由申办方或其指定人员按照以下几种类型填写。

- 主要研究者和研究中心资质报告
- 研究启动监查访视报告
- 中期监查访视报告
- 试验结束监查访视报告

（二）主要研究者和研究中心资质报告

主要研究者和研究中心资质报告包括对主要研究者、研究人员和研究设施的评估，评估的目的在于选择试验的研究者和研究设施。报告涵盖以下几个方面：

- 此次监查中接受评估的研究人员的姓名和职位
- 此次监查的申办方代表的姓名和职位
- 设施核查
- 主要研究者核查

（三）启动访视报告

启动访视报告应包括以下内容：

- 监查期间，到场的研究人员的姓名和职位
- 指导培训的申办方代表的姓名和职位
- 培训日程
- 培训内容记录

（四）中期监查访视报告

中期访视报告应包括以下内容：

- 试验筛选和入组的患者人数
- 审核管理文档发现的问题
- 审核 CRF 发现的问题
- 审核 CRF 记录的不良事件，发现的未报告的新发生不良事件，或不良事件的升级或降级
- 审核所有方案偏倚以及发现新的方案偏倚
- 审核器械管理记录

（五）研究结束访视报告

报告应包括以下内容：
- 审核最终的器械管理记录
- 确认对所有 CRF 进行了核查和回收
- 确认对所有不良事件均已记录并报告
- 列出所有未解决的问题

（六）中期监查访视报告样本

以下示例展示了监查报告中应包含的信息。

方案编号和版本号：列出方案编号和版本号（如适用）。

方案名称：列出方案的名称。

访视日期：记录访视日期。

主要研究者姓名和地址：记录主要研究者的姓名和地址。

监查员和出席者姓名：记录监查员姓名以及研究中心出席此次监查的人员姓名。

设施核查：
- 列出自上次监查之后研究设施的更改情况
- 研究中心是否仍有足够安全的存储空间用于研究材料和文件的储存
- 研究中心是否仍有足够的供监查用区域

入组情况：

- 记录试验入组的受试者数量

- 报告入组受试者是否符合方案要求

不良事件报告：记录研究人员发现的所有不良事件。

管理文档：报告管理文档是否有任何缺失项。

发现的问题：报告研究中心需要跟踪和完成的问题。

纠正措施：列出针对上述发现的问题，建议采取的纠正措施。

中期监查访视报告模板

方案编号：		访视日期：		试验器械：
方案名称：				
研究者姓名 / 编号：		研究者地址：		

到场的研究人员（姓名 / 职位）	
到场的申办方 / 申办方代表（姓名 / 职位）	

筛选和入组信息			
计划入组总人数		试验进行中总人数	
筛选人数		完成试验人数	
筛选失败人数		提前终止人数	
入组总人数		死亡人数	

说明：对下面的问题进行逐一回答，勾选 Y= 是、N= 不是、NA= 不适用、NE= 未评价，在备注区详细描述。

	受试者累加	Y	N	NA	NE
1	按照当前的入组速度，是否能够完成预期目标？	☐	☐	☐	☐
2	已入组的受试者是否满足入选 / 排除标准？	☐	☐	☐	☐
3	上次监查之后，是否入组或筛选了新的受试者？	☐	☐	☐	☐
4	上次监查之后，是否有受试者死亡、提前终止或完成试验？	☐	☐	☐	☐

	设施核查	Y	N	NA	NE
5	研究中心是否仍有足够的设施和设备来进行试验？	☐	☐	☐	☐
6	如果有设施和（或）设备发生了变更，是否已对变更后的设施和（或）设备进行了检验，确保其足够安全和适用于试验？	☐	☐	☐	☐
7	是否有合适的、安全的且专门的区域储存研究资料、CRF 等文件？	☐	☐	☐	☐
8	研究资料（CRF 等）供给是否充足？	☐	☐	☐	☐
9	是否仍有足够供监查使用的空间和设施？	☐	☐	☐	☐

研究者和研究人员审查		Y	N	NA	NE
10	监查过程中如有需要，可以见到主要研究者。	☐	☐	☐	☐
11	监查过程中如有需要，可以见到其他研究人员。	☐	☐	☐	☐
12	主要研究者是否仍能保证有足够的研究人员来进行试验？	☐	☐	☐	☐
13	上次监查之后，主要研究者或研究人员是否有变更，对于新加入的研究人员，是否完成了培训工作？	☐	☐	☐	☐
14	研究中心的职责授权分工是否有变更？	☐	☐	☐	☐
15	监查期间是否发现研究中心有再次接受培训的必要？	☐	☐	☐	☐
16	上次监查之后，研究中心的联系信息（地址、联系电话等）是否有变更？	☐	☐	☐	☐

研究产品（IP）核查		Y	N	NA	NE
17	监查期间，研究中心是否履行了IP的管理职责？	☐	☐	☐	☐
	(a) 如是，研究中心是否符合所有的管理要求？	☐	☐	☐	☐
	(b) 如是，所有试验产品的运输、接收、使用和销毁记录是否完整、准确并更新到最新？	☐	☐	☐	☐
18	IP的保存是否按照规定的储存条件（温度、湿度等）？	☐	☐	☐	☐
19	IP是否储存在安全的、有访问权限的地点？	☐	☐	☐	☐
20	所有的器械是否在有效期内？	☐	☐	☐	☐
21	上次监查之后，研究中心是否有针对器械的投诉？	☐	☐	☐	☐
	如有，是否已经完成并提交了所有的文件？	☐	☐	☐	☐

管理文档核查	Y	N	NA	NE
22	此次监查是否审核了研究文档 / 文件（如果没有，请跳转到下一部分并在备注区描述未审核的原因）？	☐	☐	☐	☐
23	所有的试验文档是否是最新的、完整的？	☐	☐	☐	☐
24	主要研究者和助理研究者的简历是否是最新的（12 个月内签字的）？	☐	☐	☐	☐
25	主要研究者和助理研究者的执业证书是否是最新的？	☐	☐	☐	☐
26	所有必需的研究人员的财务公开表是否正确填写？	☐	☐	☐	☐
27	是否提供了最新的实验室证书 / 许可证和实验室主任的最新证书？	☐	☐	☐	☐
28	是否提供了最新的实验室正常值范围？	☐	☐	☐	☐
29	是否提供了所有方案版本的副本？	☐	☐	☐	☐
30	是否提供了使用说明书的所有版本？	☐	☐	☐	☐
31	是否提供了所有提交给 IRB/EC 并获得批准的方案版本？	☐	☐	☐	☐
32	是否提供了所有 IRB/EC 批准的受试者的材料 [知情同意书、HIPAA（如果需要）、补充性同意文件、受试者信息表、招募广告、受试者日记等]？	☐	☐	☐	☐
33	所有要求的报告是否都已提交给 IRB/ EC ？	☐	☐	☐	☐
34	所有安全性报告是否都已按要求提交给 IRB/ EC ？	☐	☐	☐	☐
35	所有方案偏倚是否都已按照要求上报 IRB/ EC ？	☐	☐	☐	☐

（续表）

管理文档核查		Y	N	NA	NE
36	是否提供了完整的 IRB/ EC 的成员名单?	☐	☐	☐	☐
37	所有研究中心的通信信息是否是最新且完整的?	☐	☐	☐	☐
38	此次监查期间,是否收集到任何有需要归档到 TMF 的规范性文件?	☐	☐	☐	☐

知情同意书核查		Y	N	NA	NE
39	是否核查了所有筛选受试者的(包括入组和筛选失败)知情同意文件[包括相关的 HIPAA(如需要),补充性同意性文件等]?	☐	☐	☐	☐
40	知情同意书等文件的所有版本是否都已获得 IRB/ EC 的批准?	☐	☐	☐	☐
41	研究中心的所有受试者是否都使用了正确版本的同意文件?	☐	☐	☐	☐
42	所有筛选的受试者,在进行任何试验特定的程序之前,是否都已完成了知情同意过程?	☐	☐	☐	☐
43	源文件中是否对知情同意过程进行了妥善的记录?	☐	☐	☐	☐

CRF/ 数据核查		Y	N	NA	NE
44	源文件是否足以对研究数据进行全面的核查?	☐	☐	☐	☐
45	是否依据监查计划、试验方案和所有其他相关指南(包括 FDA、GCP 和其他任何监管法规指南)对源文件进行核查并与 CRF 记录的数据进行了核对比较?	☐	☐	☐	☐

（续表）

CRF/ 数据核查		Y	N	NA	NE
46	此次监查期间核查的所有新入组受试者，是否都符合入选 / 排除标准？	☐	☐	☐	☐
47	此次监查期间核查的所有受试者，是否都按照方案的要求进行试验？	☐	☐	☐	☐
48	中心实验室的所有资料是否按照方案和（或）所有相关研究指南的要求及时提交？	☐	☐	☐	☐
49	CRF 中是否记录了所有 AE ？				
50	CRF 的填写是否完整、准确？是否依从方案以及相关的 CRF 填写指南？				
51	数据疑问是否得到了及时、恰当的处理？				

中期监查发现		Y	N	NA	NE
52	此次访视是否发现了一些新的问题？(如是，请填写新出现问题)	☐	☐	☐	☐
53	是否存在之前监查发现的，至今仍未解决的问题？(如是，请填写未解决问题。)	☐	☐	☐	☐
54	上次监查之后，是否有一些问题已经解决？(如是，请填写上次访视后已解决问题。)	☐	☐	☐	☐

未解决问题			
类别	创建日期	问题描述	建议措施

新出现问题			
类别	创建日期	问题描述	建议措施

上次监查后已解决问题				
类别	创建日期	问题描述	采取措施	结束日期

第 4 章 不良事件的定义和报告程序
Adverse Events Definitions and Reporting Procedures

不良事件是临床试验中至关重要的安全性评价指标，不良事件的判定和报告仍然是临床试验中最重要和最具挑战的方面之一。为了优化上报不良事件质量，建议申办方预先定义研究中所有预期不良事件，并为研究者提供上报不良事件的指导原则和实例。必要时，申办方应最大程度的对试验过程中发生的不良事件进行监查、审查、甚至裁定。特定情况下，申办方可以设立专业委员会，如数据安全监查委员会（DSMB）和临床事件委员会（CEC），作为最终的裁决机构来审查和判定试验过程中发生的严重不良事件或主要不良事件。这个过程有助于防止不良事件报告的偏差，或至少将这种偏差最小化。专业委员会通过建立统一的流程来定义和鉴别试验过程中发生的不良事件 [9-12]。

按照 FDA 和 ICH 指导原则，在试验方案中应有单独的章节定义不良事件、严重不良事件和未预期的不良器械反应。在本章节就研究者如何上报潜在可预期不良事件做出规定，包括每个不良事件报告的具体内容、不同类型不良事件的上报时间及不良事件的上报流程。临床试验方案中应明确研究流程完成之后整个随访期需上报的不良事件类型。统计分析计划（SAP）应包括不良事件分析的详细过程，应明确定义器械相关的不良事件、严重不良事件、未预期的不良器械反应、不良事件的严重程度或强度的分级等。

全球化临床试验包括多个国家的临床研究中心，最终的临床试验报告要提交给 FDA 和其他国际监管机构，统一美国和其他国家 / 地区在具体不良事件定义和报告时间窗的差异显得非常重要。

不良事件包括但不限于以下内容：

- 患者 / 受试者自发报告的主观或客观症状，和（或）医务人员观察到的症状
- 有临床意义的实验室异常值

在使用试验产品之前已经存在的疾病体征、症状和（或）实验室异常不属于不良事件，除非原有症状恢复后又复发，或在强度或程度上加重。

一、不良事件定义

按照 FDA 和 ICH 指导原则，不良事件的类别分为不良事件、严重不良事件、可预期不良事件和未预期不良事件。

1. 不良事件（AE）

在临床试验过程中出现的任何不利的医学事件，无论是否与试验用医疗器械相关。

2. 严重不良事件（SAE）

造成以下后果的不良事件：

- 死亡
- 危及生命的疾病或损伤
- 受试者住院或住院时间延长
- 需要进行医学或外科手术干预以避免造成永久性伤害、失能或残疾
- 先天性异常 / 出生缺陷
- 其他严重的重要医疗事件

3. 可预期不良事件

在临床试验方案或其他研究相关文档中明确列出的可能出现的与试验

用器械或操作过程相关的不良事件。

4. 未预期不良器械反应

任何由器械引起或者与器械相关的健康或安全方面的严重不良反应、危及生命的疾病或损伤、死亡，其性质、严重程度或发病程度等方面未在研究计划或实施前明确，称之为未预期不良器械反应（UADE）。UADE 也可能是任何与器械相关的未预期的严重不良事件，它与受试者权益、安全或福利也相关。综上所述，UADE 是与器械相关、未预期的严重不良事件。

二、不良事件报告相关政策、法规和指南

（一）联邦法规

以下清单适用于 FDA 和国际安全和不良事件法规。

- CFR 第 21 章第 50 部分　受试者的保护
- CFR 第 21 章第 56 部分　机构审查委员会
- CFR 第 21 章第 312 部分　研究用新药申请
- CFR 第 21 章第 812 部分　研究用器械豁免

（二）人用药品注册技术要求国际协调会议（ICH）指南

- E6 临床试验管理规范（GCP）
- E2A 临床数据管理：快速报告的定义和标准

三、不良事件报告途径

临床试验中心的研究者发现、鉴别和报告不良事件的流程如图 4-1 所示。该流程图始于研究者意识到不良事件的发生。研究者需依照临床试验

方案确认该不良事件是否要报告（通常在临床试验方案、研究者手册或使用说明中明确需要上报不良事件的类别或具体实例）。研究者应按照当地机构审查委员会（IRB）的规定报告此类不良事件，因为某些不良事件如严重不良事件和（或）未预期的不良器械反应必须在指定时间内向 IRB 报告。不良事件数据应记录在不良事件 CRF 和 IRB 指定的表格中。

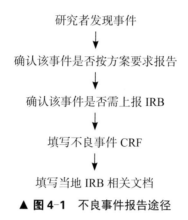

研究者发现事件

↓

确认该事件是否按方案要求报告

↓

确认该事件是否需上报 IRB

↓

填写不良事件 CRF

↓

填写当地 IRB 相关文档

▲ **图 4-1**　不良事件报告途径

四、因果关系评估术语

事件与试验用器械、研究流程之间的因果关系判断如下。

1. 不相关

事件明显与其他因素相关，如患者的临床表现、治疗干预措施或伴随治疗。

2. 可能不相关

事件很可能是由其他因素造成的，如患者的临床表现、治疗干预措施，或伴随治疗，且该事件不是试验用产品已知会出现的反应。

3. 可能相关

事件的发生与器械使用或植入存在合理的时间顺序，和（或）是试验用产品已知的会出现的反应，但也可能是由其他因素造成的，如患者的临床表现、治疗干预措施，或伴随治疗。

4. 很可能相关

事件的发生与器械使用或植入存在合理的时间顺序，和（或）是试验用产品已知的会出现的反应，而且不可能由其他因素造成，如患者的临床表现、治疗干预措施，或伴随治疗。而且试验用产品使用后迅速出现该事件，或在停止继续使用试验用产品后事件明显改善，或器械使用部位症状明显好转。

五、不良事件报告的差距 / 挑战

不良事件上报过程本身存在一些挑战。一些挑战来自于中心研究者在报告严重不良事件或未预期的严重器械不良反应时需要遵循的报告时间窗。另一些挑战来自于临床试验本身的复杂程度和申办方在报告这些不良事件方面的指导水平。

（一）不良事件报告中研究者面临的挑战

主要研究者在报告不良事件时可能面临如下挑战。

- SAE 的定义。临床试验过程中发生的严重不良事件，应有源文件支持诊断符合 SAE 标准。有时很难确定不良事件是否是严重不良事件，或者无可利用的源文档支持。
- 报告的时限。研究者应在申办方规定的时间窗内向申办方报告发生的 SAE 和未预期的严重器械不良反应。有时，主要研究者意识到某些 SAE 发生时已超出规定的上报时间窗。
- 事件和试验用产品之间的因果关系。研究者应尽可能清晰定义试验用器械和不良事件之间的因果关系。经常缺乏直接的关系证据确实是一个挑战。这类事件需进一步明确判断不良事件与试验用器械有关还是无关。对介于这两个界值之间的关系也应该给出建议，例如可能不相关，或者可能相关。

（二）不良事件报告中申办方面临的挑战

- 不良事件数据的完整性和准确性以及报告的及时性。申办方有义务在规定的时间内向 FDA 或机构审查委员会报告某些不良事件。因此，在规定时间内必须完成所有不良事件的审查。
- 明确未预期事件。由于遵循试验方案的适应证和操作流程，有时难以明确未预期的不良事件。

（三）不良事件记录 [9-12]

所有不良事件（AE）都需要记录在病例报告表（CRF）不良事件部分中，具体包括以下内容：

- AE 的描述，包括体征和症状。体征包括医生观察到的情况（如实验室检查），而症状通常指患者主诉的不适。在可能的情况下，根据体征能更清晰地描述不良事件。
- AE 是否为严重不良事件（SAE）。如果判断 AE 为 SAE，需核查其判断的合理性。
- AE 是否为可预期的。可预期不良事件是指试验过程中可能发生的不良事件，通常在试验方案或试验其他文档（如使用说明）中列出。
- 未预期不良事件。这类型不良事件很可能直接与试验用器械有关。
- 不良事件的开始时间和结局。记录不良事件的开始日期和结束日期，如果事件仍在进行，还需持续记录事件过程。此外，不良事件的结局，如治愈、未愈、或治愈但有后遗症，也应记录在病例报告表不良事件部分中。
- AE 与试验用器械的因果关系。AE 与试验用器械的因果关系，如肯定相关、可能相关、不相关、未知，也应记录在病例报告表中。尽管明确两者相关性是个挑战性的任务，但研究者仍应尽可能根据经验判断出两者间的关系。

- AE 与试验流程的因果关系。不良事件与试验流程的因果关系，如肯定相关、可能相关、不相关、未知，也应记录在病例报告表中。
- AE 的严重程度。不良事件的严重程度 / 强度可以划分为轻度、中度或重度。
  - 轻度：一过性或轻微的不适，无活动限制，不需要医疗干预或治疗。
  - 中度：轻度至中度活动受限，可能需要一些辅助，不需要或最低限度的需要医疗干预或治疗。
  - 重度：活动明显受限，通常需要辅助，需要医疗干预 / 治疗 / 住院治疗。

六、不良事件报告时间窗（21 CFR 803）

- 所有不良事件均由申办方以年度进展报告形式报告给机构审查委员会 / 伦理委员会和 FDA（或其他相关监管机构）。
- 严重不良事件和未预期的严重不良器械反应（UADE）则必须由研究者在获知之后 10 个工作日内向申办方进行完整报告。
- 申办方在获知未预期的严重不良器械反应发生后，须在 10 个工作日内向 FDA 参与调查员和参与审核的机构审查委员会进行完整报告。
- 一旦 AE 对受试者造成不合理的安全风险，申办方应在 5 日内终止试验。
- 未预期的不良器械反应（UADE）定义如下：
  - 临床试验方案风险分析部分没有列出的不良事件
  - 临床试验方案风险分析中列出该不良事件，但其发生率高于预期
- 在欧盟进行的临床试验需遵循欧洲标准 540：严重不良事件和器械相关不良事件需报告申办方和机构伦理委员会。申办方获知后应在 10 日内或按照欧盟成员国的要求向相关部门报告。

七、不良事件报告的差异（美国 vs 欧洲）

关于一个不良事件的严重性（seriousness）和严重程度（severity），美国法规和欧洲的标准在定义或措辞上有所不同。欧洲法规（EN 540）根据不良事件的医学严重程度（severity）分级（轻度、中度、重度和危及生命）来定义不良事件严重性（seriousness）。该标准解释说，严重不良事件几乎完全符合 FDA IDE 列出的严重不良事件的定义（导致死亡、住院或延长住院时间；需要干预；导致先天性异常或恶性肿瘤；或导致后遗症）。美国的 IDE 指南采用术语严重（serious）定义如上事件。许多申办方试图根据严重性（seriousness）和严重程度（severity）来定义和描述不良事件。

八、严重不良事件的概述

简要的严重不良事件概述通常需包括以下信息：

- 受试者性别和年龄
- 关键的基线临床病史
- 研究流程开始日期
- 事件日期
- 事件描述
- 事件与试验流程 / 试验用器械是否相关
- 针对事件的治疗措施
- 事件结局

严重不良事件概述举例

66 岁，女性，既往有高血压、周围动脉疾病、心肌梗死和糖尿病病史，有吸烟史，于 2006 年 10 月 1 日因出现大卒中症状（major stroke）而入院，2 个月前患者植入试验用器械（即 2006 年 8 月 1 日），术后第 2 天出院，无任何手术并发症或严重不良事件发生。术后 2 个月，依据临床症状和影像学检查（CAT 扫描）诊断为卒中。患者再次入院接受溶栓治疗几日。经治疗后行 CAT 扫描提示左下肢偏瘫，于 2006 年 10 月 4 日出院。出院 3 个月后检查仍左下肢瘫痪。该事件导致了永久性的后遗症，经主要研究者和事件审评委员会裁决后判定为严重不良事件。同时，主要研究者和事件审评委员会判定该事件与试验用器械或试验流程无关。

九、不良事件分类

不良事件的定义广泛且分类方式众多，在药物和器械的临床试验中的应用也不尽相同。区分试验过程中的不良事件和严重不良事件，对于评估试验用药物或器械的安全性十分有帮助。目前，系统器官分类（System Organ Class–Body System，SOC）广泛应用于不良事件分类。

WHO 系统器管分类，用于不良事件、药物不良反应分类 [13]

SOC–ID	SOC– 分类标准
01	感染及传染类疾病
02	良性和恶性肿瘤（包括囊状和息肉状）
03	血液及淋巴系统疾病
04	免疫系统疾病
05	内分泌系统疾病
06	代谢及营养类疾病
07	精神疾病
08	神经系统疾病
09	眼部疾病
10	耳及迷路类疾病

（续表）

SOC-ID	SOC- 分类标准
11	心脏疾病
12	血管与淋巴管类疾病
13	呼吸系统、胸及纵隔疾病
14	胃肠道疾病
15	肝胆系统疾病
16	皮肤及皮下组织疾病
17	肌肉骨骼及结缔组织疾病
18	肾脏及泌尿系统疾病
19	妊娠期、产褥期及围产期状况
20	生殖系统及乳腺疾病
21	先天性家族性遗传性疾病
22	全身性疾病及给药部位各种反应
23	检查
24	损伤、中毒及手术并发症
25	手术及医疗操作
26	社会环境

（一）不良事件分析

进行不良事件安全性分析时，遵循如下时间窗进行不良事件分析。

- 器械相关不良事件：通常发生在放置或准备放置试验用器械期间，或在器械植入期间（器械植入相关不良事件）。
- 与研究流程相关的不良事件：不良事件发生的时间取决于研究流程的时间窗。例如，在外科临床试验中，术后 30 天内不良事件应考虑是否为与手术相关的不良事件。

- 手术 30 天后的远期不良事件(如 3、6、9、12、24、36 或 60 个月)：长期随访阶段，不良事件的报告通常涉及严重或危及生命的事件（卒中、心肌梗死等）和死亡。

（二）上市后临床试验的不良事件报告

器械上市后也需报告不良事件。FDA 想要获得罕见的、主要的或严重的不良事件（如死亡、卒中、心肌梗死）的准确评估。上市后临床试验通常为大样本注册研究以获得所有主要不良事件的准确评估。

十、具体不良事件报告的特殊要求

申办方在试验开始之前会定义具体的严重不良事件或主要不良事件（如死亡、卒中、心肌梗死），这些事件将由临床终点委员会最终裁决。在这个过程中会使用统一流程标准，将偏差最小化。

十一、案例

- 申办方在某一试验中心发现受试者将面临健康风险，他该如何做？
- 尽快安排与 PI 及其研究团队的会议？
- 详细讨论以下安全问题：
  - ➤ 事件是否对受试者造成安全隐患
  - ➤ 事件是否与试验用产品相关
  - ➤ 事件是否为非预期事件
- 如果医学评审员（申办方、研究者或 DSMB）确定该事件会对受试者造成严重的安全问题，则申办方必须在法规允许的时间窗内终止试验，直到该安全问题得到解决。

- 申办方必须将此决定与 FDA、其他相关管理机构以及所有参与的机构审查委员会沟通。

十二、FDA 获批器械强制性器械报告[14]

根据法律规定，对于有明确生产商的器械、器械使用机构（如医院、疗养院）必须向 FDA 和生产商报告可疑的器械相关的死亡，对于无明确生产商的器械、器械使用机构应将严重伤害报告给生产商或 FDA。报告时需填写 MedWatch 3500A 强制报告表，填写说明请参见 http：//www.fda.gov/cdrh/mdruf.pdf。

第 5 章 临床研究中的统计分析计划及生物统计学

Statistical Analysis Plan（SAP）and Biostatistics in Clinical Research

本章将介绍统计分析计划（SAP）概述及用于临床试验的一些基本统计方法，例如确定样本量和研究假设。阅读完本章后，读者将熟悉用于临床试验的简单统计术语，如样本量确定要求、研究终点选择、数据的临床和统计学显著性水平等。但应注意，本章不提供详细的统计方法或统计分析程序。

一、统计分析计划

统计分析计划（SAP）是指研究发起人定义和分析研究终点、测量值以及为确定研究样本量提供依据的程序。详细的 SAP 包括如何在表格、图表和列表中显示研究数据的计划。在某些由 FDA 监管的研究中，如 IDE 研究，在研究开始前或研究的早期阶段，与 FDA 讨论 SAP 的关键要素是很有用的，这样 FDA 和申办方之间就不会混淆这些问题。

（一）SAP 概述

SAP 是专门为实现以下目的而制订的。

- 定义和讨论研究假设以及如何确定研究的样本量
- 定义并讨论研究的主要、次要和其他终点
- 设定研究成功的标准
- 讨论数据将如何在最终研究报告中呈现

（二）SAP 内容

临床研究的 SAP 包括以下部分：

- 概述
- 研究设计和目的
- 一般分析定义
- 人口统计学和基线特征
- 患者入组情况
- 研究产品的清点
- 伴随治疗
- 有效性分析
- 安全性分析
- 生活质量
- 经济学结果
- 某些复合产品的药代动力学
- 中期分析和安全监查分析
- 方案违背
- 参考文献

（三）SAP 概要

以下是临床研究 SAP 模板。

- 概述
- 研究设计及目的
  - ➢ 研究目的

　　◆ 主要目的

　　◆ 次要目的

　　◆ 其他目的

　➤ 试验设计

　➤ 样本量的确定

- 一般分析定义

　➤ 研究周期和随访窗口定义

　　◆ 研究周期

　　◆ 随访窗口

　➤ 研究人群

　　◆ 意向性治疗人群

　　◆ 符合方案人群

　　◆ 安全性分析人群

　　◆ 其他人群

　　◆ 亚组定义和分析

　　◆ 治疗分配和治疗分组

　　◆ 中心合并分析方法

　　◆ 缺失数据分析

　　如上所述，在 SAP 中根据研究方案对研究设计、主要终点、次要终点和其他终点进行讨论。在 SAP 中还讨论用于计算研究样本量的科学方法及合理性。研究分析人群，如符合方案人群集和意向性治疗人群集，均在 SAP 中给出定义。特定亚组定义、治疗分配方法、临床研究各中心的数据合并及缺失数据的分析方法均需在 SAP 中进行详细讨论。

（四）临床试验 SAP 特点

SAP 应具有以下特征，并应提供以下有关特定临床试验的信息。

- 主要终点和次要终点的详细描述，以及如何判定。

- 用于分析终点的统计方法和检验的详细信息。主要结局指标的分析必须遵循意向性治疗的原则。

- 如果分布或检验假设不满足，将使用的策略（例如，备选的统计学方法）。

- 单侧比较或双侧比较（如有需要，提供适当的理由）和使用的显著性水平。

- 根据需要对显著性水平或最终 P 值进行调整，以考虑任何计划或计划外的多重检验或亚组分析。

- 潜在的调整分析，需说明哪些协变量或因素将被包括在内。

- 在试验开始前，计划任何亚组或子集分析，需提供该分析的相关性的理由（如生物学机制）。

- 对于计划的探索性分析，说明它们的重要性。

- 支持存在差异的亚组效应，应同时提供生物学机制和来自研究内外的支持证据，以及总体治疗效果与感兴趣亚组中观察到的治疗效果间交互作用的统计学证据。

- 任何预先指定的亚组，比事后分析定义的或由于多次比较而产生的亚组有更大的解读价值。

（五）关于 SAP 的要求

- SAP 是方案中明确定义的部分，因此必须在临床研究开始之前得到批准。

- SAP 应包括与临床研究相关的统计分析的细节。根据预期的研究结果计划分析，并应以一致和可重复的方式开展分析。

- SAP 应包含临床研究试验报告结果的详细要求和参数、输出报告的格式和内容，以及支持所进行分析的稳健性和敏感性的检验。

- 应包括核查建议和具体操作流程，其执行和完成将提高/确保分析计划及相关数据的质量，同时防止研究不达标。

- 对于每个主要和次要终点，SAP 至少应该包括以下部分：
  - 结局指标的测量方法

➢ 分析之前可能需要对数据进行的任何转换

➢ 用于分析数据的合适的统计检验方法

➢ 如何在分析中处理缺失数据（科学层面和统计层面）

➢ 是否进行统计推断，是否对多重比较进行统计调整

二、研究终点的选择

- 最好应根据既往发表的临床研究或相关的临床前数据选择临床研究的主要和次要终点。
- 应根据主要有效性终点和主要安全性终点计算研究样本量。

1. 主要有效性终点

主要疗效终点应体现治疗的临床结局，如降低死亡率和降低或改善高血压。应该明确临床意义效果的大小，最好选择使用客观方法获得的测量值。

2. 主要安全性终点

该终点常定义为某一特定研究中某些主要不良事件的发生率，主要是死亡，也包括卒中或心肌梗死，以评估产品的安全性。

3. 次要终点

次要终点旨在实现以下目标：

- 这些终点通常用于评估某些不良事件的发生率，发现手术并发症、器械失败率以及器械某些参数的技术成功或性能。
- 检验某些疗效终点的有效性，因为基于主要终点开展的临床研究通常没有足够的功效来验证其次要终点，同时也检验了这些终点在未来研究中的效用。

（一）硬终点和软终点的选择

1. 终点

- 终点的理想特征

> 与疾病过程相关，易于解释

> 无测量或评价误差

> 对治疗差异敏感

> 在合理时间内可测量

2. "硬"终点

● 硬终点的定量测量

> 研究方案中定义明确

> 在疾病发展中很明确

> 是客观的

● 示例

> 死亡

> 疾病进展 / 复发的时间

> 一些实验室测量

3. "软"终点

软终点与疾病进程无直接联系或需要患者 / 医生进行主观评估，如生活质量问卷和症状问卷。

（二）替代终点[15, 16]

在某些研究中，由于研究样本量增加和其他因素，很难确定临床结局，如死亡率或生存率。在这些情况下，替代终点可作为研究的主要终点，以降低研究的成本和周期。替代终点是与研究的临床结局直接相关的可测量终点，例如抗糖尿病治疗对血糖水平的影响或抗高血压治疗对血压的影响。一个替代终点要想成为临床结局的有效替代，干预对替代终点的效果必须能可靠地预测其对临床结局的总体影响。但是，在实践中，这可能会失败，因为疾病过程可能会通过几种不由替代终点介导的因果途径影响临床结局。因此，对这些途径的干预效果将不同于对替代终点的效果，见图 5-1。

疾病的几种因果途径可以影响临床结局而不会影响替代终点。替代终点也不是干预效果途径的一个中间环节。

Gordon[17] 关于降脂药对死亡率影响的 Meta 分析研究表明，降脂与死亡率之间无相关性。事实上，在这些研究中，使用降脂药时死亡率增加 1%。相反，既往证据[18] 证明降低高血压与减少死亡或卒中存在关联。

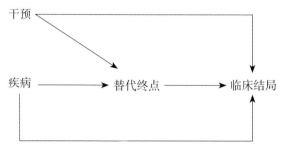

▲ **图 5-1**　疾病和干预对替代终点和临床结局的影响

（三）复合终点 [19, 20]

复合终点因其潜在优势而通常用于随机对照临床试验，如较小的样本量和较短的研究周期。RCT 中的复合终点由多个单一终点组成，这些单一终点组合在一起是为了在试验期间累积更多的预期事件。例如，主要复合终点可能包括死亡率及非致命终点，如慢性心力衰竭患者的住院和心脏骤停，或者高血压患者的心肌梗死和卒中。使用复合终点的主要优势是提高统计精度和效率、缩小试验规模、降低试验成本、更早获得有潜力的新疗法的结果。如果多个结果对疗效评估很重要，则复合终点可以有效地处理多重性问题。

1. 复合终点的要求

临床试验中使用复合终点通常有以下要求：

- 复合终点的各个组分均具有临床意义，并且对患者具有同样的重要性。
- 根据生物合理性，治疗对每个组分的预期效果接近。
- 复合终点中临床意义更重要的组分至少不应受到负向影响。

2. 复合终点的不足

- 所选的复合终点单个组分并不总具有临床意义。

- 在为复合终点选择结局变量时，应牢记替代终点未验证的问题，尤其在尚未建立替代终点和死亡率之间的关系时。
- 在研究卡维地洛治疗心肌梗死后左心功能不全患者的 CAPRICORN 试验中，出现了"最差情况"。最初的终点全因死亡率被改为死亡和住院组成的复合终点。分析"旧"终点得到 P 值为 0.03，而"新"终点的分析未显示有统计学意义。

（四）在研究期间改变主要结局

试验开始后会发生主要结局被认为不理想的情况。最常见的情况是观察到的主要结局发生率大大低于预期，从而降低了研究评估疗效的能力（功效）。这可能是由于非试验背景疗法的最新变化或招募了更健康的目标患者导致。在这些情况下，可以修改主要结局，前提是这样做的原因不是基于对研究中治疗效果的期中分析的结果。因此，如果研究数据表明心肌梗死发生率（主要结局）在干预或对照组中比最初预期的要低得多，那么修改主要结局，如加上卒中，是非常不合适的，因为这种选择可能会受到研究中治疗效果的期中分析结果的影响。然而，在整个研究队列中使用心肌梗死的总事件率（盲法 – 不按治疗区分）可以有效地为终点改变提供依据。研究期间主要结局的任何变化都需要仔细考虑、计划和记录。

三、临床研究中的生物统计学

（一）研究假设

- 研究通常有一个明确的研究假设
- 研究假设应体现临床意义（如死亡率降低 10%）

1. 假设检验

- 统计的目的通常是根据样本中包含的信息对未知的总体参数进行推断这些推断有 2 种表达方式：
    ➢ 参数估计
    ➢ 假设检验
- 统计有助于以下方面：
    ➢ 如何决定何时接受或拒绝一个假设
    ➢ 做出错误决定的概率是多少
    ➢ 样本测量结果采用什么函数分析来做出决定

2. 零假设（H_0）[21]

- 一般申办方提出一个需要验证的理论或研究假设。
- 在一个临床试验中，比较 2 种治疗策略，零假设为 "2 种治疗策略没差别"。

$$H_0： 治疗 A = 治疗 B$$

- 如果比较两组人群的均值，μ_1 & μ_2，等同于，零假设为 "两组均值相等"。

$$H_0： \mu_1 = \mu_2$$

3. 第 I 类错误和第 II 类错误

- 在统计检验中，第 I 类错误（称为 α）表示原假设实际正确时拒绝原假设的可能性。α 的值通常设置为 0.05。
- 第 II 类错误（称为 β）反映了一种治疗方法实际有效，但没有证据表明它确实有效的结论。在统计检验中 β 描述了在原假设实际不成立时不拒绝原假设的可能性。β 的值通常设置为 0.2。

把握度：研究假设的把握度为 1- 第 II 类错误的概率（$1-\beta$）。在临床试验中，把握度是指试验能检测出具有统计意义的特定大小的干预效果的概率。如果一项临床试验的把握度为 0.8（或 80%），并且假设预先设定的治疗效果确实存在，那么如果该试验重复 100 次，就会发现其中有 80 次能得到具有显著性统计学意义的结果。理想情况下，我们希望一项检验具有高的把握度，接近最大值 1（或 100%）。FDA 的标准是接受把握度至少为 80% 的临床试验。

　　必须记住，缺少主要终点数据的受试者可能会降低研究预先设定的把握度值。为了应对这些情况，把握度最初应该设置得足够高。通常通过纳入比预先明确的样本量计算结果更多的受试者来解决这些问题，以弥补缺少主要终点指标、撤回知情同意或失访的受试者数量。

（二）样本量计算 [22, 23]

若已知以下参数研究，样本量大小是能够被预测的。

- 显著性水平 α（α=0.05）。
- β 值，把握度定义为 $1-\beta$，对于确证性试验，把握度值至少设置为 80%
- 检测出的差异大小，通常由临床意义决定（如死亡率降低 10%）。通常通过既往临床研究、既往发表文献或研究领域专家共识获得。
- 样本数据方差（均数 ± 标准差）。通常通过既往临床研究或既往发表文献来获得类似测量数据可接受或正常的变异。

研究样本量可以通过以下方法来减少。

- 允许更大的第 I 类错误
- 允许更大的第 II 类错误
- 提高预期可达到的疗效水平
- 选择更有效的检验方法
- 对于二分类终点，选择对照组率最接近 50% 的
- 对于生存终点，延长随访时间
- 对于连续性指标，减少结局指标的变异

（三）研究假设实例

研究假设将通过下面的例子来解释。例如，假设研究问题是"对于某病 A，器械治疗组关键结局变量的平均值是否大于对照组"。

　　我们可以提出 2 个假设：一个零假设，即治疗组患者治疗后的平均值

等于（或差于）对照组患者治疗后的平均值；另一个备择（或研究）假设是治疗组治疗后的平均值大于对照组。将研究结果从一个样本推断到总体时会犯 2 种类型的决策错误。当总体人群中两组均值没有差异时，如果样本结果表明器械治疗组的平均值大于对照组（即拒绝零假设），就会犯第 Ⅰ 类错误（ α ）。另一方面，当总体人群中器械治疗组均值实际上大于对照组时，如果样本结果表明两组均值没有差异，就会犯第 Ⅱ 类错误（ β ）。犯第 Ⅱ 类错误的概率为 β ，则统计把握度为 $1-\beta$ 。

这两类错误发生的概率很大程度上依赖于假设检验计算的样本量。通常这些概率是预先确定的，会把更多权重给到产生更严重后果的错误上。例如，如果试验的目的是证明试验器械"优于"对照，我们错误地拒绝了原假设，得到试验器械可能比对照组疗效更好的结论，而实际上试验器械的疗效等于对照组甚至比对照组差，则会犯第 Ⅰ 类错误。相反，如果试验的目的是证明该器械的平均存活率与对照组"差不多"（实际上，"不差于"），那么错误地接受零假设（第 Ⅱ 类错误）后果将会更严重。此外，临床试验假设检验应包括有临床意义的差异，即由医学专家确定的结局变量的差异应具有临床意义。

最常见的样本量公式包括分子中的有临床意义差异的变异性估计和分母中有临床意义差异的估计。因此，对于给定的结局变量，变异性越大，所需的样本量越大。类似地，对于给定的变异性，要检出的临床差异越小，样本量越大。

（四）统计过程的理论基础 [24]

使用以下统计检验来验证结局数据。

- t 检验（配对和未配对）：一种统计假设检验，用于比较两组的连续数据，它来源于" t "分布（也称为 Student t 检验）。

- 方差分析：分析实验中出现的变异。是一种假设检验，假设试验中的变异不大于因个体特征的正常变化和测量误差造成的变异。

- 相关和回归：2 个变量之间的关联度量。变量未被指定为相关或独立的。

- 卡方检验：基于检验统计量与卡方分布比较的统计检验。在 RevMan 分析中使用卡方检验来检验异质性统计量的统计学意义。
- Fisher 精确概率检验：一种用于小样本分类数据分析的统计显著性检验。
- α（0.05）和 β（0.2）的选择。
- P 值：实际零假设成立的情况下，一项研究观察到的结果（或更极端的结果）偶然发生的概率（范围为 0～1）。
- 组间差异有统计学意义。
  - $P < 0.05$
  - $P < 0.01*$
  - $P < 0.001**$
  - $P < 0.0001***$
  - $P < 0.05$ 为差异有统计学意义，$P < 0.01$、0.001、0.0001 为差异更显著
- 参数估计的 95% 置信区间：对主要统计分析结果不确定性的度量。对未知数值的估计，例如比较试验干预与对照的比值比，通常以点估计和 95% 置信区间的形式表示。这意味着如果从来自相同人群的不同样本中持续重复一项研究，95% 的重复研究的置信区间将包含未知量的真值。除了 95% 置信区间，有时会使用其他置信区间，如 90% 和 99%。较宽的区间表示较低的精度；区间越窄，精度越高。

（五）临床统计和临床实践的区别

1. 统计学意义

机会效应对结局的影响通过 P 值 < 0.05、0.01、0.001 和 0.0001 体现。

2. 临床意义

结局的医学价值体现在大样本组间的微小差异，这些差异可具有统计学意义，但无临床意义。例如，两组空腹血糖，一组血糖水平为 75mg/dl，另

一组血糖水平为 95mg/dl。两组间血糖水平差异具有统计学意义；然而，这种差异却无临床意义，因为两组的血糖水平都在正常空腹血糖水平范围内。

（六）先验和后验假设

一个先验假设可以被设计的研究证明或推翻，而一个后验假设可以提供这个结果，但产生新的想法，在未来的研究中得以证明或推翻。

（七）测量指标类型——离散型或连续型

1. 离散型

整个单位是不可分割的。

频率：有症状的患者人数（独立事件）

计数：发作次数（非独立事件）

2. 连续型

使用的数值涵盖了一定范围内可细分的取值，如体温和血压。

（八）研究组别之间的比较基础

以下参数用于研究组别间的比较。

- 均值、比例和比值比之间的差异
- 与基线相比的变化
- 均值比
- 变化百分比
- 随时间变化的百分比
- 发生率
- 到事件发生的时间

（九）研究结局指标

1. 主要结局指标

与研究假设有关的最重要的因变量（终点指标），因此它们构成了研究样本量计算的基础。

2. 次要假设

其他可能与研究假设相关的感兴趣的测量指标。

（十）最小化临床试验中的偏倚

应采取某些程序或预防措施来防止，或至少减少临床试验中的偏倚。

- 结果评估标准化和客观终点的使用。客观研究主要终点的使用是避免数据评估人员偏倚的最佳方法之一。
- 借助为整个研究选择独立研究核心实验室消除检验报告的解读差异。在特定研究中选择核心实验室评估影像报告来减少偏倚。
- 将参加研究的受试者随机分为对照和试验组对于实现群组和组间任何混杂因素基线特征的分布均衡可比是至关重要的。
- 双盲，指参与的受试者和治疗医生不知道治疗分组情况，是临床试验中一种非常有效的消除偏倚的方法。
- 可以成立专门的研究委员会，例如数据安全监查委员会（DSMB）或临床事件评价委员会（CEC）。其他专门的研究委员会，例如数据安全监查委员会（DSMB）和临床事件评价委员会（CEC）在研究过程中也应使用统一的标准，定义研究中的严重和主要不良事件。

（十一）经济评估和临床决策[25]

经济评估的最终目标是为决策提供一系列选择。为此，分析必须包括2个及以上方案的医疗费用和结局，否则评估将是不完整的。

1. 卫生经济结局的定义

- 在卫生经济学的背景下，"结局"[11]一词指的是医疗干预的结果，包括费用结局和健康结局。
- 费用结局是指选择某特定治疗方案的经济学结果。
- 健康结局包括传统的临床终点（如血压、代谢率、血清胆固醇）。

- 以患者为中心的结局与健康相关的生活质量问卷的关联性（如功能状况、健康状况）。

2. 心血管结局指标的例子

以下是临床试验中心血管结局指标的示例。

- 减轻的症状
- 缩短的住院时间
- 减少的心肌梗死
- 改善生存
- 获得的寿命年
- 获得的质量调整寿命年（QALY）

3. 临床结局

- 绝对风险降低（ARR）是对照组（C）和试验组（T）间事件率的差异。

$$ARR =（C-T）\times 100\%$$

- 相对风险降低（RRR）是指与对照组事件率（C）相比，试验组事件率（T）降低的百分比。

$$RRR=（C-T）/C \times 100\%$$

- 需要治疗的人数（NNT）是为了预防一个不良结局的发生而需要治疗的人数。它是 ARR 的倒数。

$$NNT=100/ARR（这里使用 100 是因为 ARR 的单位是\%）$$

4. 经济评估的类型

(1) 成本最小化分析：成本最小化分析用于在 2 种治疗方案的临床效果相同的情况下，评估成本差异。

(2) 成本效益分析：根据一些额外的健康获益的成本（例如，每多预防1 例心肌梗死发生的成本）来评估临床效果。

(3) 成本效用分析：把临床结局（健康状态）转换为效用评分，例如SF-36 或 EuroQol（EQ-5D），来估算质量调整寿命年（QALY）。

(4) 成本收益分析：该分析把不同的临床效果转换为货币形式的成本并比较成本。

（十二）贝叶斯统计 [26, 27]

一种基于贝叶斯定理的统计方法，可用于单个研究或 Meta 分析。贝叶斯定理涉及 2 个随机事件的条件概率和边际概率。它通常用于计算给定观测值的事后概率。贝叶斯分析使用贝叶斯定理，根据一项或多项研究的结果，将未知数值（如比值比）的先验分布转换为相同数值的后验分布。先验分布可以基于外部证据、常识或主观意见。通过从后验分布中提取信息来进行统计推断，这些推断可以表示为点估计和置信区间（置信区间的贝叶斯等效项）。使用贝叶斯统计的优点包括：①提供直接的概率描述；②将先前的信息正式纳入数据集的统计推断中；③允许通过灵活的适应性研究设计多次查看累积的研究数据。它的主要缺点是主观性的要素，有人认为这是不科学的。FDA[27] 已经为使用贝叶斯统计数据制定了一些指南，提示当有良好的先验信息可用于医疗器械时，例如，对前几代器械的早期研究或国外的研究，这些研究通常可以用作先验信息，因为医疗器械的作用机制通常是物理的，从而使其效果是局部化而不是系统性的。当对器械的修改较小时，通常可以根据先验信息预测局部效果。

贝叶斯统计的一个重要应用是基于既往研究或某些研究的中期分析所获得的数据，在新提议的研究中采用"适应性样本量"。例如，某研究存在 12 个月数据，需要从中获得以下信息预测 24 个月样本量：对照组和治疗组的成功率、非劣效界值、Ⅰ类错误（通常设置为 0.05）和研究把握度（通常设置为最小值 0.80）。期中分析数据或先验数据应有足够的把握度，任何不完整的数据都应被填补。在获得研究成功的模拟试验中，也应考虑检查转移概率和极端模型。使用从 12 个月分析中获得的数据示例来预测 24 个月的样本量，应该检查 3～6 个月和 3～12 个月的数据转移概率。在既往研究中，只有一个亚组呈现有统计学意义的结果后，可以采用适应性样本量方法来预估确证性试验的样本量。一个潜在的问题是先前的亚组原始试验可能由于"钓鱼"而使有统计学意义的亚组存在偏倚。这种情况下，一种解决方案是在多水平模型中包含其他亚组的结果。其他的挑战和困难可能还包括良好的试验设计、详尽的预先计划、先验信息的选择及调整。

（十三）Meta 分析[28–32]

1. Meta 分析

合并或整合几项独立临床试验结果的统计分析被认为是 Meta 分析。合并分析可能适用于实验而非理论研究；产生定量结果，而不是定性结果；检查相同的结构和关联性；获得能够用具有可比性的统计指标（如效应值、相关系数、比值比等）来呈现的结果。

2. Meta 分析的优势

- 在总结研究结果过程中给予必要的规范。
- 以比传统综述更加差异化和复杂的方式呈现结果。
- 能够发现被其他方法遮盖的研究之间的关系。
- 防止对研究之间的差异进行过度解释。
- 可以处理大量的研究（超出传统综述方法可处理的范围）。

3. Meta 分析的不足

- 需要耗费很大精力。
- 研究质量上的差异无法"机械性"地获取。
- 研究间的差异性，如同"苹果和橙子"；研究间可比性的评估因人而异。
- 选择偏倚带来的偏性，如忽视阴性研究和临床研究者无法获得结果的研究，以及忽视那些没有报告的阴性结果或者无法下确证性结论的结果。

4. 合并试验结果 - 混杂因素

应该注意的是，尽管 Meta 分析纳入的研究并不完全相同，但它们应该相似。同时，并非合并的所有研究都是安慰剂对照的。必须格外谨慎地解读从合并试验结果中得出的结论。

（十四）Kaplan‐Meier 生存曲线 [33]

一项临床试验启动后，有一段随访期。在随访过程中，科学家试图确定提出的治疗是否成功。临床试验中最常见的测量指标之一是死亡。但是，参与试验的患者并不总是能够完成随访，因此生成的数据并不完全准确。例如，如果随访周期为 12 年，患者实际上可能会在 4 年后失访。这类失访的患者会影响试验，因为既定的时间窗结果无法判定。因此，生存曲线的 Kaplan–Meier 估计试图为研究人员提供对数据的可行解释。

Kaplan–Meier 曲线的一个重要优点是该方法可以考虑"删失"数据——在观察到最终结果之前从样本中脱落（如患者退出研究）。在该图上，小的垂直刻度线表示脱落，这些患者数据是删失数据。当没有截断或删失时，Kaplan–Meier 曲线与经验分布一致。Kaplan–Meier 生存曲线通常展示生存与时间之间的关系。Kaplan–Meier 生存曲线如图 5-2 所示。

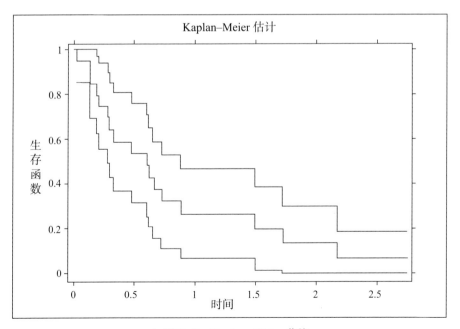

▲ 图 5-2　Kaplan-Meier 曲线

第 6 章　临床总结报告

Final Clinical Study Report

临床总结报告是一份包含临床研究最终数据的文件，在向监管机构提交报告之前，应认真全面地准备这份文件。能否批准试验产品上市或允许研究进入下一阶段在很大程度上取决于报告的数据完整性及是否成功地验证了研究假设。

临床总结报告由几个部分组成，包括整个研究流程和研究方法的管理章节，以确保数据质量和完整性。报告的管理章节部分包括方案概要（如研究目的、试验设计和统计分析计划）、研究应遵循的精准检测方法或流程的描述（如在中心实验室、核心影像检查中心），以及研究委员会的名称（如 DSMB、事件评审委员会）。临床总结报告的其他部分包括讨论研究数据分析（如人口统计学和基线特征分析、安全性和有效性分析、不良事件分析和亚组分析）。

提交给 FDA 的最终研究报告是否能够成功，取决于是否满足研究的所有主要终点，并且很少有因治疗依从性而影响数据完整性的问题。因此，应在报告中说明依从性问题，如失访、任何缺失数据分析及其对研究终点的影响。

在完成临床总结报告后，请务必仔细审核该报告，以确保各章节之间不存在不一致的情况。

一、临床总结报告目录

- 摘要
- 方案概况
  - ➢ 研究目的
  - ➢ 适应证
  - ➢ 研究设计
    - ◆ 概述
    - ◆ 入选／排除标准
    - ◆ 研究终点
    - ◆ 试验流程
    - ◆ 患者随访
- 研究中心和每个研究中心的患者登记：所有研究中心的列表（PI 姓名和地址）和每个中心入选的患者数目
- 患者的基线特征
  - ➢ 人口学特征
    - ◆ 年龄（均值 ± 标准差）
    - ◆ 性别（受试者男性的百分比％）
    - ◆ 种族（患者百分比％）
      - ▪ 白种人
      - ▪ 黑种人
      - ▪ 美洲印第安人
      - ▪ 西班牙人
      - ▪ 亚洲人
      - ▪ 其他
    - ◆ 体重（以磅为单位，均值 ± 标准差）
    - ◆ 身高（以英尺为单位，均值 ± 标准差）

- ➢ 既往病史及手术史
    - ◆ 体格检查
    - ◆ 合并用药
- ➢ 符合入选 / 排除标准的患者：列出符合入选 / 排除标准的患者名单
- ➢ 不符合入选 / 排除标准的患者及排除原因：列出不符合入选 / 排除标准的患者名单以及不符合每一项标准的患者人数
- 试验器械使用情况
    - ➢ 收到的器械数量
    - ➢ 使用的器械数量
    - ➢ 退回的器械数量
- 器械故障：列出所有器械故障、失败以及与此相关的问题（故障事件的描述，说明该事件是否影响研究数据或导致不良事件，并讨论如何解决该故障事件：如更换设备）
- 研究目的
    - ➢ 主要目的
        - ◆ 参数的定义
        - ◆ 成功标准的定义
        - ◆ 是否达到主要目的
    - ➢ 次要目的
        - ◆ 参数的定义
        - ◆ 成功的定义
        - ◆ 次要终点指标的结果讨论
- 安全性评价
    - ➢ 发生不良事件、严重不良事件、器械 – 相关不良事件和试验流程 – 相关不良事件的患者数量：该清单需根据人体系统进行分类
    - ➢ 不良事件严重程度：分为轻度、中度和重度的不良事件数量
    - ➢ 不良事件的简述
    - ➢ 不良事件的描述和分类

➢ 不良事件的强度

➢ 器械和试验流程相关不良事件

➢ 器械故障 / 性能问题所致不良事件

- 研究依从性分析

  ➢ 完成研究的患者人数

  ➢ 失访的患者人数

  ➢ 依从性差的患者人数

  ➢ 偏离方案人数

  ➢ 偏离方案类型

    ◆ 偏离入选 / 排除标准的患者人数

    ◆ 偏离试验方案的患者人数

    ◆ 依从性偏离的患者人数

- 多因素分析

- 各研究中心的数据核查

- 亚组分析

  ➢ 人口统计学

  ➢ 研究终点

  ➢ 安全性评价

- 缺失数据的分析

  ➢ 影响主要终点和次要终点的缺失数据

  ➢ 影响治疗依从性的缺失数据

- 研究结论

二、临床总结报告章节讨论

（一）摘要

摘要需介绍研究的主要发现，如参与研究的受试者和研究中心数目、主要和次要终点，还需总结所有安全性问题，包括不良事件和严重 / 主要不良事件，也可进一步包括研究的结论及建议。

（二）研究方法和流程总结

报告的下一部分为方案概述，即研究目的、适应证、入选 / 排除标准、终点、试验流程及患者随访访视。此外，本部分还需记录为防止或至少限制数据分析中的偏倚而遵循的特殊流程或建立的研究委员会（如 DSMB、CEC、指导委员会或中心实验室），还可包括对研究终点的讨论，以及对患者和研究成功的定义。

（三）研究中心和每个研究中心的患者入选—"患者登记或计数"

列出所有的研究中心、主要研究者的姓名和地址以及每个中心入选的患者人数。检查患者入选是否存在不一致情况，比如错误入选 2 次的患者，被激活但未入选任何患者的临床中心。本节应详细说明不符合某入选 / 排除标准的患者人数，并记录不符合哪条标准。

（四）患者的基线特征的分析

本节应说明受试者的基线人口统计学特征，如年龄、性别、种族、体重、身高、既往病史及手术史、体格检查和伴随用药情况，并展示数据统计分析结果（均值 ± 标准差、最小值和最大值、患者占总人群的百分比，等等）。本节结尾处应总结符合入选 / 排除标准的患者和不符合入排标准患者的情况，以及不符合入排标准的理由。应注意的是，用于研究的受试者数量应根据完成基线评估受试者数量（按方案分析数据集）进行调整。建议使用患者招募流程图，有助于描述研究患者的总体情况，从筛选开始，到患者完成试验。患者招募流程图模板如图 6-1 所示。

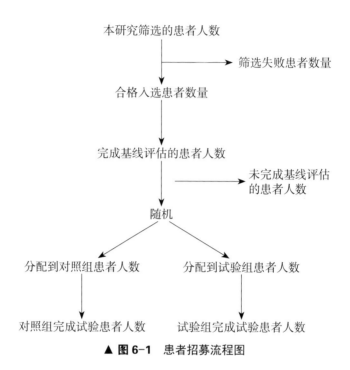

▲ **图 6-1** 患者招募流程图

（五）试验器械的使用情况

本节提供了器械的接收、使用，以及由于器械未使用或故障退返给申办方的数量。

（六）器械故障问题

列出研究中发生的所有器械故障、失败和问题列表（故障事件的描述、该事件是否影响研究数据或导致不良事件的说明，并讨论该故障的解决方案，如移除器械、更换器械）。

在完成主要终点的分析时（将在下一节中详细说明），应注意检查满足主要终点的受试者是否发生因器械失败或故障而导致产品替换，或需外科手术干预以取回产品或解决由产品造成的损害。如果患者发生了这些情况，那么该患者就不能算作是试验成功。

（七）研究终点的分析 [34]

研究终点分为主要终点、次要终点，有时还有其他终点。本节首先介绍每个终点的定义和成功标准的定义。由于试验的成功与否取决于主要终点，因此指出主要终点是否满足就尤为重要。针对主要终点的分析有时分为符合方案分析和意向性分析 2 种。符合方案分析是指对完成方案的关键流程，且完成方案规定的所有基线和随访评估的患者数据集进行分析。对主要有效性终点的分析应基于符合方案分析，是因为整个研究样本量估算已根据潜在偏倚进行调整，如排除因严重违背方案、失访、撤销知情同意，或没有随访记录的人群。意向性分析是对整个研究人群的分析，包括那些严重违背方案、失访、撤销知情同意，或没有随访记录的人群。本研究中的安全性分析通常基于意向性分析集。

（八）安全性评价 [35]

试验用治疗措施的安全性是指评价主要安全性终点，通常评价的是主要不良事件（即与研究相关的严重不良反应，导致后遗症、残疾或能力丧失或缺陷，如死亡、中风、心肌梗死），也可以评价其他安全问题，如严重不良事件、不良事件、器械失败 / 故障相关的不良事件、非预期的器械不良事件，或严重器械相关不良事件。任何新疗法获得 FDA 批准时，安全性和有效性评价同样很重要。

本报告所做的详细分析应包括对器械安全性的详尽说明，如不良事件的严重程度：轻度、中度和重度不良事件各自的数量，试验中发生的不良事件和严重不良事件的数量，与器械和试验流程相关的不良事件数量，以及任何器械故障 / 性能问题导致的不良事件数量。任何用于评估不良事件的特定程序（例如，临床专家对不良事件进行盲审、由 DSMB 或 CEC 委员会对主要不良事件和严重不良事件的审查）也应包括在内。本节还包括对所有研究中发生的严重和主要不良事件的叙述，应包括：①患者的年龄；②性别；③基线影响预后的风险因素，如糖尿病、高胆固醇血症或心脏病；④试验流程的实施情况；⑤试验流程操作成功；⑥严重不良事件的描述；⑦严重不良事件的解决方案和结局。

（九）受试者个体水平数据集

除了提供所有受试者的数据汇总外，临床研究总结报告还应提供受试者个体水平数据列表（如人口学和基线特征、主要和次要终点结果、不良事件和严重不良事件）。

（十）治疗依从性分析

如上所述，临床研究的成功取决于研究主要有效性和安全性终点的论证，同时也取决于依从性问题的最小化，并且没有造成对数据完整性、患者权利和安全性的影响。依从性分析包括对以下问题的评估：同意受试者依从性差；方案偏离，尤其是入选／排除标准的偏离；方案关键流程偏离；失访数据（影响研究结果的数据缺失）。

缺失患者的随访数据可以通过以下两个方面影响研究结果：①研究的样本量和预先确定的检验效能；②因失访患者属于某一类患者（如感觉良好或较差的患者）导致的研究人群改变。由于样本量用于支持研究的主要终点，所以样本量估算时会调整失访造成的严重后果。为了防止此类情况发生，方法之一就是在试验开始之前，在样本量估算的基础上为预期或潜在失访留出一些余地，即在预估样本量基础上额外增加5%或10%的患者。

为了防止在全球临床研究中出现方案扩展或流程偏离情况，国际临床中心作为FDA研究的一部分，并计划将临床总结报告提交给FDA和其他国际监管机构，重要的是尽可能根据美国和其他国家法规来协调研究方案中的流程。

（十一）缺失数据分析

临床研究中数据缺失的原因有很多，如患者拒绝继续参与研究、因治疗失败或成功而退出研究、患者搬家等。缺失数据对研究的影响可小可大，甚至可影响研究结果，如基线测量和随访缺失都可产生影响。必须注意到，缺失数据可能违反严格的意向性治疗的原则，并影响符合方案分析。

1. **缺失数据对研究结果的影响**

(1) 检验效能：由于数据不完整，使可用于分析的有效病例数量减少，导致研究的预定统计检验效能减少。

(2) 患者人群：没有完成临床研究的受试者可能是一些极端值：由于治疗失败或治疗疗效非常好而退出研究。这些极端值最终会影响研究的患者数量。

(3) 偏倚：研究中失访偏倚可能会改变治疗效果的估计及治疗组之间的可比性。

2. **缺失数据处理** [36]

(1) 完全案例分析：忽略了不完整的数据，且用完整数据的病例进行统计分析。

(2) 缺失数据的填充：填充未记录的缺失数据。为了考虑研究中的失访偏倚，可使用最好和最差病例插补的统计方法。填补缺失数据的另一种简单方法是用来自其他来源的数据（如其他随访评估）代替未观察到的测量值。

(3) 避免数据缺失：处理缺失数据的最佳方法仍然是防患于未然，即在研究设计阶段考虑周全。

- 扩大研究的样本量，以弥补因退出、失访或撤回同意书而导致的折损。
- 对潜在缺失数据进行敏感性分析，这一组分析显示了以不同的方法对缺失数据进行处理对研究结果的影响。
- 比较最好病例和最差病例填充分析结果。
- 比较全数据集的结果。

（十二）方案偏离和违背

方案偏离和违背可分为：严重违背和非严重违背。严重违背是指可能损害受试者的安全性、权益、获益，或研究数据和结果的完整性。只有在紧急情况下为了保护受试者的安全，才允许出现方案偏离。潜在可报告的偏离案例有（如使受试者面临高度风险）：获得知情同意的过程不适当或未获得知情同意；不符合入选／排除标准且未经申办方批准的受试者；未按方案规定服用药物或剂量不当，因此增加了受试者受到伤害的风险，未经授权擅自移除个人健康记录，或在提交给申办方的记录上显示患者姓名。

偏离方案的报告通常在审查时提交给 IRB。发送给 IRB 的偏离报告应包括方案偏离的描述和为防止再次发生而制订的处理措施。对于生产商资助的研究，申办方可以在每个病例报告表格中保留一份该患者的偏离和违背记录。有时候方案偏离是被监查员在监查访视期间发现的，因此监查报告应反映方案偏离和预防此类违背再次发生而制订的纠正措施。一份方案违背报告应包括以下内容：方案违背内容描述、任何危害患者安全的说明或没有安全问题、与申办方沟通有关情况和结果的相关文件，以及对该事件计划采取的措施。

（十三）亚组分析 [37, 38]

最好根据糖尿病、高胆固醇血症、心力衰竭或高血压等影响预后的基线指标预先确定研究亚组。然而，特定亚组分析结果仅在整体研究和数据分析完成后才会有意义。应考虑研究数据分层，特别是在非随机试验，需考虑亚组基线差异。

此外，当试验效果在某特定的亚组中比在一般人群中更显著时，亚组分析会具有重要意义。例如，如果研究结果显示对一般人群没有疗效，但在特定亚组中疗效明显时，需要设计另外一个临床试验来证明该亚组可从中获益更多，故该项研究需用亚组人群作为研究对象。另一个案例是 TheroX Inc. 赞助的 AMIHOT Ⅰ 研究，AMIHOT（超饱和氧治疗急性心肌梗死）研究是一项多中心、随机临床试验，评价超饱和氧治疗急性心肌梗死（AMI）的安全性和有效性。该研究将 269 例在发病 24h 内的 AMI 患者随机分为标准治疗组或标准治疗加超饱和氧治疗 90min 组。研究结果并未显示出主要终点心肌功能的整体改善和患者人群的总体改善，其中包括 24h 窗口内的下壁和前壁 AMI。然而，在症状发作 6h 内接受治疗的前壁 AMI 患者中，观察到替代终点的叨显改善，可能是由于早期干预可阻止 AMI 损害。从治疗中获益的这组人群就是一个特定的亚组分析案例，即该亚组人群比研究的总体人群获益更加显著。因此，该亚组成为后续临床研究 AMIHOT Ⅱ 的患者人群。AMIHOT Ⅱ 研究是一项随机、国际多中心试验，旨在评价使用超饱和氧治疗症状发作后 6h 内的前壁 AMI 患者的安全性和有效性。

（十四）各研究中心间数据的检查

在器械试验中，临床中心间器械治疗效果的不同，可能是由于医生在器械使用或植入的经验或培训方面的不同。其他解释可能包括患者人群、病例管理和报告程序的差异。因此，需要科学可信的解释来说明各研究中心之间数据变异。当进行多中心试验（包括国际试验中心）时，该部分分析也变得尤为重要，因此需考虑国际中心之间的数据差异或卫生系统的质量。

（十五）多因素分析[39]

多因素分析，是用于同时评估多个变量影响时的重要方法，例如使用回归分析来分析年龄、性别、基线预后参数（糖尿病、高血压等）对某些特定结果的影响。通过均衡研究组间的危险因素，来消除这些危险因素可能导致的偏倚。

（十六）研究解读和结论

在本节中，总结研究的主要发现，并根据这些发现向临床医生提出一系列建议。研究的解读和结论通过以下步骤进行。

1. 第一步
● 重点解释研究步骤

- 明确解读研究的主要发现
- 讨论研究结果与研究假设之间的关系
- 显示研究数据如何证明或否定研究假设
- 显示此关联的方向和大小是否符合预期

2. 第二步

- 扩展解释
- 将结果与临床应用关联
- 针对具体发现进行更广泛的推论

3. 第三步

- 扩展建议
- 将研究结果与当前思维联系起来
- 讨论其他观点
- 根据从研究中获得的新信息推荐临床治疗

第7章　医疗器械法规、组合产品、研究委员会和 FDA 申办方会议*

Medical Device Regulations, Combination Product, Study Committees, and FDA–Sponsor Meetings

本章节将就适用于医疗器械的主要的 FDA 和 ICH 法规进行讨论，使读者能够对监管医疗器械的各类法规有一个广泛的了解。针对 FDA 的法规，我们主要介绍的是监管各类申请提交的法规，包括上市前通告［Premarket Notification，由于上市前通告是联邦食品、药品和化妆品法案（FD & C 法案）的第 510 章，第 K 条款的要求，所以称之为 510（K）］、试验用医疗器械豁免（Investigational Device Exemption，IDE）、上市前审批申请（Premarket Approval–Application，PMA）、人道用途医疗器械豁免（Humanitarian Device Exemption，HDE）及涉及新兴组合产品（如药物洗脱支架和给药系统）的法规。对于其他一些可能对临床活动的开展产生重大影响的法规，本章节也进行了简单的回顾，这些临床活动包括 FDA 和申办方沟通会（如试验用医疗器械豁免预沟通会议）、一些特殊的研究委员会［如数据安全监查委员会（DSMB）及临床事件委员会（CEC）］、IRB 的委员资质和职责、HIPPA 法案规定及生物研究监测等，由于文中提到的部分法规也适用于药物，所以本章也就药物与医疗器械在临床开发方面的区别进行了简要描述。

---

*.译者注：为方便国内读者使用，结合国内相关法规，在原文基础上选摘部分重要法规翻译。

当然，在临床试验领域，临床试验的任务和工作内容这个主题涉及的信息和材料浩如星海，不胜枚举。某些方面已经超出了本书的范围，只进行了简要的涵盖，如临床试验的国际法规。但针对某些特殊情况，尤其是申办方在 FDA 申报的项目计划纳入国际中心的情况，文中还是对国际法规进行了几处参考。

一、医疗器械法规

（一）ICH GCP 原则

ICH 临床试验管理规范（good clinical practice，GCP）中涉及临床试验操作的原则可以总结为以下几点：

- 临床试验的实施应符合源自《赫尔辛基宣言》的伦理原则，与 GCP 和适用管理要求一致。
- 在开始一项试验之前，应当权衡该临床试验对于个体受试者和（或）社会可预见的风险、不利之处和可预期的受益。只有当预期的受益大于风险时，才可以开始和继续这项临床试验。
- 临床试验受试者的权利、安全和健康是最重要的考虑事项，应当高于对科学和社会的利益的考虑。
- 针对试验用产品，应该有足够的非临床和临床资料，用以支持计划进行的临床试验。
- 临床试验必须有充分的科学依据，并应在试验方案中进行明确、详细的描述。
- 临床试验的实施应当遵循试验方案，该试验方案应获得研究机构审查委员会（IRB）/ 独立的伦理委员会（IEC）的事先批准 / 赞成。
- 需要由有资质的医生为受试者提供医疗服务、代表受试者作出医疗决定并对受试者提供医疗保健。

- 在知识、培训和经验方面，参与实施临床试验的每一个人都应当有充分的资质来完成其各自的任务。
- 在参加临床试验前，应获得每一个受试者自愿签署给出的知情同意书。
- 所有临床试验资料应被妥善地记录、处理和保存，以便确保相关资料能进行准确报告、解释和核对。
- 根据适用的法规要求中的尊重隐私和保密原则，针对用于鉴别受试者身份的记录，应注意保密。
- 试验用产品应当按照适用的生产质量管理规范（GMP）生产、处理和储存。试验用产品的使用应遵照已获批的方案。
- 应当建立相应的操作过程体系来保证试验各方面质量。

（二）医疗器械和药品法规的比较

药品法规的审批标准基于 2 个严格执行的Ⅲ期试验来证明药物的安全性和有效性。医疗器械的标准取决于监管途径，但通常为不超过 1 个的严格执行的多中心确证性试验。

医疗器械临床试验和药物试验存在一些差异，主要的差异在于关键性研究的设计和执行。医疗器械关键性研究的样本量为 500～1000 例受试者，而药物试验的关键性研究由 2 个试验组成，每个试验的样本量为 1000～3000 例。

针对药物试验，各期临床试验可以概括如下：

1. Ⅰ期试验（临床药理学和毒理学）

- 小样本量试验（20～80 例受试者）并且通常采用健康受试者
- 无对照组
- 通常为开放性试验
- 主要用于评估安全性而非药物的有效性
- 主要为确定在不导致严重不良反应的条件下可接受的单剂剂量
- 通过剂量递增试验获得所需信息，即按照既定的程序，健康受试者

服用的药物剂量逐渐增加

2. Ⅱ期试验（对治疗效果的初步临床研究）

- 相对来说较小规模的试验

- 针对药物的安全性和有效性，预期达到以下特点目标：

  ➢ 为试验的主要阶段提供依据

  ➢ 准确识别出可以从试验药物获益的患者人群

  ➢ 验证 Ⅰ 期试验得出的给药方案的有效性

3. Ⅲ期试验（治疗效果的全面评估）

- 足够受试者的大样本量试验

- 试验药物与现行标准疗法的比较，涉及多个中心

- 可能情况下，一律进行双盲试验

4. Ⅳ期试验（上市后监测）

- 非常大规模的临床试验

- 在药物获批上市之后进行

- 监控不良事件，同时收集罕见不良事件

5. Ⅲ类医疗器械

Ⅲ类医疗器械通常需要进行以下 3 个阶段的试验评估。

(1) Ⅰ期：可行性研究、初步研究

- 确定设计和操作规范

- 为关键性研究确定参数（如样本量、成功标准）

- 必须有有效的科学目标

- 小样本量（10～50 例受试者）

(2) Ⅱ期：关键性试验

- 证明器械的安全性和有效性

- 确认适应证

- 典型的多中心、随机对照研究

(3) Ⅲ期：上市后研究

- 通常要求评估器械的长期安全性

第 7 章　医疗器械法规、组合产品、研究委员会和 FDA 申办方会议
Medical Device Regulations, Combination Product, Study Committees, and FDA-Sponsor Meetings

123

- 研究期限可达 5 年

（三）FDA 对国外临床研究的接受情况 [40]

1.FDA 对于接受国外临床试验的观点

- FDA 无法确保国外临床试验与国内试验一样，对受试者采取了同水平的保护
- 经过对国外研究关键性实质的审查和了解，FDA 对国外的机构审查委员会（IRB）存在一定程度的担心

2. 对国外临床试验申办方的几点建议

- 收集国外机构审查委员会的运作信息
- 帮助国外机构提升自身能力
- 鼓励更多的申办方监查
- 鼓励申办方对于国外研究者进行实地认证
- 建立数据库来追踪国外研究数据的增长和存储

针对未按 IDE、IND 标准进行的国外临床研究或为 IDE、IND 研究提供支持依据的国外非 IND 研究以及药物、生物制品和器械的上市申请等，为了获得 FDA 的认可，这些研究必须遵照临床试验质量管理规范（GCP）进行，包括需要由独立的伦理委员会（IEC）对研究进行审查和批准。

GCP 是临床试验设计、实施、执行、监查、稽查、记录、分析和报告的标准，目的是确保试验数据和所报告结果的可信性和准确性，并确保受试者的权利、安全和健康得到保护。GCP 还要求试验启动之前需要经过 IEC 的审查和批准，试验过程中要持续接受 IEC 的审查并且针对研究的受试者，需要获得其自愿提供的知情同意文件。

二、研究委员会

申办方在临床试验开始前可能会设立几类研究委员会。主要包括数据

安全监查委员会（DSMB）、临床事件委员会（CEC）和专家指导委员会。这些由申办方建立的研究委员会负责评估和监测研究中的安全问题，判定终点，审查研究方案的科学有效性，评估研究质量和最终研究报告的科学质量。这些研究委员会的监督非常重要，尤其是针对为确证试验器械安全性和有效性而进行的关键性试验。委员会应由独立于临床研究的成员组成（专家指导委员会除外）。这些研究委员会的主要目标如下：

- 通过使用统一程序识别和定义严重不良事件或重大不良事件，消除或至少尽量减少对于严重不良事件或重大不良事件判断产生偏差。
- DSMB 负责审查临床研究的安全性，如果出现严重的安全问题，可以停止临床研究。
- 指导委员会评估与临床试验程序相关的问题（例如，患者入选缓慢），并就解决问题提供建议。

（一）数据安全监查委员会（ DSMB ）[41]

- DSMB 的成员应该是未参加试验的专家，任务是评估研究的进展、安全数据和关键终点指标（如有必要）。
- DSMB 可审查非盲状态下的研究信息（在患者层面或治疗组层面）。
- 根据其审查结果，DSMB 会就研究的修改、继续或终止向申办方提供建议。

1. 委员组成

- 委员会成员应独立于参与的研究者之外。
- 具有充分代表性的委员应该是临床试验领域的专家、生物统计学专家、生物伦理学专家及相关治疗领域的专家。
- DSMB 主席由 DSMB 成员投票选出。

2. DSMB 的职责

- 通过对临床研究整体数据的分析及不良事件分析来监测患者的安全性。
- 判定不良事件。

第 7 章　医疗器械法规、组合产品、研究委员会和 FDA 申办方会议
Medical Device Regulations, Combination Product, Study Committees, and FDA-Sponsor Meetings

125

- 研究设计、研究材料、研究执行以及患者安全等方面问题的顾问
  小组。
- 提供建议　建议针对的是研究继续，由于无效或安全问题而提前终
  止试验，提前达到研究目标以及方案修改。

3. DSMB 会议

会议通常每年举行一次，但可根据所监测试验的性质而增加频率。

4. DSMB 的建议

DSMB 会向试验的主要研究者 / 项目经理提出建议。如果出于患者安
全或试验有效性的考虑，DSMB 建议进行研究的变更，试验项目经理必须
尽快按照建议实施该变更。

（二）临床事件委员会（CEC）

- CEC 的建立是由于临床研究的终点难以评估，终点评估包含主观因
  素或者研究无法在盲态下进行。
- 委员会成员是特定临床领域的临床专家，其职责包括同步化、标准
  化和终点评价。
- 为了进行公正的终点评价，在尽可能情况下，委员会成员需要在盲
  态情况下对终点进行评价。
- CEC 广泛应用于放射性终点的评价。

（三）专家指导委员会

- 该委员会通常用于大型多中心临床试验。
- 成员由申办方任命，是不直接参与本临床试验的临床专家、申办方
  的工作人员，偶尔还有研究人员。
- 指导委员会通常负责的是临床试验的科学完整性，其余也会就研究
  方案的科学性、研究质量和执行的评估以及最终研究报告的科学质
  量负责。

三、FDA 与申办方的沟通会议

（一）FDA 与临床研究申办方的沟通会议

FDA 鼓励与临床研究的申办方召开不同类型的临床试验研究会议。
此类会议对申办方和 FDA 有如下收益：

- 设计测试及开发计划，以加快审评和批准流程
- 节约时间及经费
- 促进相互协作
- 减少突发情况

在与 FDA 进行沟通会议之前，申办方应仔细考虑会议希望达到的结果及会议议程。同时还应当做好会议准备工作，合理有效的使用会议时间，随同参会的人员应当有足够的资质，能够针对关键问题进行讨论，对于需要澄清的问题，要能够及时果断地提出。需要进一步指出的是：如果在提交了 IDE 预沟通会议的会议文件包之后，试验产品或试验方案发生了更改，那么可以取消或推迟会议。申办方应当明确的是，除非沟通会议的召开是为了就某一问题做出决定或达成意见，否则沟通会议之后不会形成任何有保证性或约束力的承诺。药物或器械不可能在这些会议上获批。

（二）会议时间

沟通会议可在上市前阶段的任何时间举行。

- 在准备进行"概念验证"的动物实验前
- 临床前
- 在将临床试验从可行性分析扩展到关键阶段之前
- 准备提交上市前许可（PMA）前
- 在上市前许可提交期间：PMA 提交后的 100 天内

- 510（K）或 PMA 的发补过程中

- 对 PMA/510（K）/IDE 的驳回决定提请上诉时

- 协商会议或决定会议时

1. 概念验证之前

通常此阶段不会进行面对面的会议（时机不成熟）

- 可以讨论产品概念、测试计划的大纲、台测方法（如使用统一标准、动物实验的需要、临床研究的需要）

- 讨论器械获批的可能法规途径

- 讨论潜在的组合产品问题

2. 临床前阶段

鼓励申办方在此时进行 IDE 预沟通会议或电话会议。

- 在初步的动物模型中评估产品原型

- 提议临床应用范围（但不指定具体患者群体）以及适应证

- FDA 基于以下几点给予反馈

  ➤ 台测计划的试验方法、试验标准

  ➤ 动物实验方案

  ➤ 可行性研究方案

  ➤ 关于 SR/NSR 的初步指导（IDE 需要）

  ➤ 关于法规途径的初步指导（不具约束力）

- 有效的反馈取决于整理出重点问题

IDE 预沟通会议的目的：

- 提供非正式意见的反馈工具

  ➤ 临床前测试计划

  ➤ 临床 / 统计测试计划

  ➤ 非重大风险 / 豁免试验

  ➤ 美国境外研究

- 而不应视为以下几方面：

  ➤ 谈判途径

➤ 迭代过程

➤ 模块化的审查

➤ 数据审核 ["510（K）申请前"、"PMA 申请前"]

➤ 与 IDE 审查或上市申请审查同等深度的审核和讨论

➤ 具有法律约束力

➤ 解决争议的方法

3. 关键试验开始前阶段

鼓励申办方在以下阶段与 FDA 进行会议 / 电话会议沟通

- 可行性分析已完成（或几近完成）

- 器械设计完成

- 动物实验已完成（或处于后续观察随访中）

- 关键性试验的方案摘要（如主要终点、次要终点、试验持续时间、评价方法、统计学分析）

- 确定具体的适应证（及患者人群）

- FDA 将基于以下几点给予反馈：

  ➤ 需要更多的台测试验 / 动物实验

  ➤ 在开始关键研究之前需要进行初步探索性研究

  ➤ 提出的关键研究方案：终点、持续时间、评价方法、统计分析计划

  ➤ 提议的法规途径

  ➤ 提议的适应证

  ➤ 针对快审情况给出的不具约束性的初步反馈，需要进行顾问小组会议

  ➤ 根据关注的问题进行相应反馈

（三）安排非正式的 IDE 预沟通会议

以下这些会议没有事先确定或商定

- 会议计划 / 会议步骤可由项目经理完成（通常在预沟通会议申请接收后 3～4 周）

- 会议列入日程之前需要按要求完成会议前文件包

- 会议已经排上日程之后，如果继续提交大量的新的信息，则会议可以取消或推迟

（四）会议准备

1. 必须预先提交全部会议计划及材料

FDA 必须提前知晓全部会议内容以规划时间。会议计划必须包括以下内容：

- 由分管负责人接收，由审查小组决定
- 分派至审查小组组长处理
- 文件副本的准备工作（或提前要求）及分发工作
- 预先计划好内部的会前会议／申办方会议
- 小组成员在内部的沟通会之前审核会议资料，准备备忘录
- 召开内部的会前会议，讨论问题，达成共识，并从小组成员／管理人员处获取进展信息

2. 会议议程及与会者

申办方负责准备和发送议程给 FDA 申办方和 FDA 的时间均十分宝贵，应当充分利用准备工作应该包括以下内容：

- 为每项议程安排好对应时间
- 尽可能多地把时间安排在讨论需要 FDA 明确的问题上
- 会议开始和结束的时间（通常会议不会超过 $1 \sim 1.5h$）
- 预先提交与会者名单（及其所属单位）
- 会议期间需要轮流签署的签到表，复印件提供给申办方

3. 重点问题

在内部的会前沟通中，FDA 团队会讨论研究的缺陷及其他问题会议过程中主要讨论的是由申办方提出的重点问题

- 如何有效地利用资源
- 尚未解决的针对临床试验方案的紧迫问题
- 关于本次临床试验的其他具体问题

4. 会议纪要

在 FDA 与申办方的沟通会议结束后，FDA 有时会要求申办方完成会议记录，并将其发送给 FDA 进行审核和确认。

四、临床试验注册[42, 43]

ClinicalTrials.gov 是一个由联邦政府赞助的网站，它提供了一个联邦和私人支持的临床研究的完整清单。通过本网站提供的信息，可以发现多种疾病和状况的临床研究。

ClinicalTrials.gov 是由 1997 年 11 月的《食物和药物行政现代化法》发起的。立法要求卫生和公共服务部通过国家卫生研究院，建立一个临床试验注册中心，登记由联邦和私人资助的"严重或危及生命的疾病或状况的试验治疗"试验。

ClinicalTrials.gov 中提供的每个记录列出了以下内容：

- 研究的疾病或状况和试验治疗。
- 研究的标题、描述和设计，包括研究的目的和入选标准
- 参与要求
- 研究中心地址和联系信息
- 其他健康网站的相关信息链接，如 MedlinePlus 和 PubMed

因为科学家倾向于发表他们的积极发现多于任何负面的发现（出版偏见），已经成为医疗器械行业临床试验在 ClinicalTrials.gov. 上注册的普遍现象。ClinicalTrials.gov. 对已启动临床试验综合登记，每个试验都有一个唯一的识别号，应该提供审核人、医生和其他有重要信息的人（如消费者），以及关于正在进行的试验的重要信息。

第 7 章　医疗器械法规、组合产品、研究委员会和 FDA 申办方会议
Medical Device Regulations, Combination Product, Study Committees, and FDA-Sponsor Meetings

131

五、健康保险携带与责任隐私法案在临床研究中的应用

根据联邦法律的隐私条款，1996 年健康保险携带和责任隐私法案（HIPAA），用于医疗机构创建和维护的健康数据，这些医疗机构从事电子化信息处理、健康计划和医疗结算。民权办公室（OCR）贯彻和实施隐私条款。

（一）谁必须遵守新的 HIPAA 隐私标准

提供电子化财务和管理的医疗机构必须遵守 HIPAA 隐私标准。

（二）HIPAA 隐私规则的作用

HIPAA 隐私规则创建了国家标准用于保护个人的医疗记录和其他的个人健康信息。隐私法规制定了医疗机构对健康信息的使用和披露要求并赋予个人访问和控制的权利。隐私法规还制定了关于违背患者隐私的相关民事和刑事处罚。

1. 覆盖实体机构

- 健康计划
- 医疗结算
- 通过电子化信息处理与第三方支付的医疗机构

2. 受保护的健康信息（PHI）

- 与过去、现在或未来相关的健康、医保，或医保支付信息
- 个人身份识别的直接或者间接信息

PHI 信息可以是书面的、电子的或者口述的。例如临床图表、账单信息、查房记录、医学影像、临床或者研究数据库和谈话信息。

（三）HIPAA 适用于研究的时间

使用 PHI 信息启动一个研究或者在一个研究中产生了 PHI 信息的时候。

（四）在研究中 PHI 信息使用的容许条件

获得患者书面授权或者满足下列条件之一。

- 脱敏数据。
- 机构审查委员会免除个体授权
- 受限数据集及数据使用协议
- 为研究而开展的"准备活动"
- 针对已故人群的研究

1. 无须授权条件

- 脱敏数据
- 机构审查委员会或者隐私保护委员会授权豁免
- 受限数据集
- 为研究而开展的"准备活动"
- 针对已故人群的研究

2. 修订后的机构审查委员会豁免标准

- 使用或者披露信息对患者隐私影响最小
- 没有豁免无法进行研究
- 没有 PHI 信息无法进行研究
- 与获益相比风险可以接受
- 有计划保护标识信息避免被错误使用或者披露
- 有计划在适当的时间点销毁标识信息
- 主要研究者保证不重复使用这些 PHI 信息

3. 授权书的必要元素

- 对授权的目的和将被使用或披露的信息进行详细描述
- 授权可使用或披露其信息的个体姓名或者类型

- 授权接收使用或者披露信息的个体的姓名或者类型
- 授权的有效期
- 有关于个体有权收回授权的声明条款
- 对拒绝签字后果的说明
- 关于按照授权使用或者披露的信息，或会在二次披露时不再受隐私规则保护的说明条款

4. PHI 信息由哪些内容组成？健康信息和标识信息
- 姓名
- 街道、城市、国家、地区、邮编
- 日期（出生日期、死亡日期、住院日期、出院日期、手术日期）
- 年龄超过 89
- 电话号码
- 传真号码
- 邮箱地址
- 社保号码
- 病案号
- 健康计划号码
- 账号
- 证书 / 执照的号码
- 车牌号码
- 器械编号和序列号
- 互联网地址
- 生物识别信息，包括指纹和声音
- 面部图像及类似图像
- 任何唯一识别的号码、特征或者编码

5. 脱敏数据
- 上述 18 条必须删除
- 删除标识的数据不一定用于研究目的

- 如果研究者只访问或者接收项目中的脱敏数据，HIPAA 规则不适用

6. 受限数据集（LDS）

- LDS 是一类排除了 16 个标识信息的 PHI 信息，LDS 数据可以用于研究目的
- 使用或者披露 LDS 信息用于研究、公共卫生、医疗运营，接收者必须签署数据使用同意书
- 按照受限数据集披露的 PHI 信息不需要被包含在一个披露账户中

受限数据集不包括以下内容：

- 姓名
- 街道地址
- 电话或者传真号码
- 邮箱地址
- 社保号码
- 证书或者执照的号码
- 车牌识别号或者序列号
- 面部图像及类似图像
- 病案号
- 健康计划受益人号码
- 生物识别信息

受限数据集包括以下内容：

- 住院日期
- 出生日期
- 出院日期
- 接受服务日期
- 死亡日期
- 年龄
- 邮编（全部数字）
- 性别

第 7 章　医疗器械法规、组合产品、研究委员会和 FDA 申办方会议
Medical Device Regulations, Combination Product, Study Committees, and FDA-Sponsor Meetings

135

7. 授权豁免的要求

- 示例：回顾性图表审阅

- 查看病例用于筛选受试者

- 豁免申请必须被机构审查委员会或者隐私保护委员会批准

- 使用或者披露信息对患者隐私影响很小：

  ➤ 充分的数据保护计划

  ➤ 充分的标识符销毁计划

  ➤ 防止重复使用或泄露的充分保证

- 没有豁免无法开展研究

- 没有 PHI 信息无法开展研究

8. 研究前的准备工作

- 示例：审核医疗记录确定包含充分的患者基线信息

- 对于 PHI 信息，只有脱敏数据可以被记录

- 覆盖的实体机构必须获得研究者提供的相关证据：

  ➤ 审核 PHI 信息仅仅用于准备方案或者制订假设

  ➤ PHI 信息不能从所覆盖实体机构中删除

  ➤ 审阅 PHI 信息对于研究目的是必需的

- 如果没有正式的方案设计，这些准备工作应该要先向卫生与安全委员会申请

（五）入选问题

- 你是否使用 PHI 来标记受试者？

- 如果是，你需要获得何种许可来访问 PHI 信息？

- 你是否与潜在受试者存在治疗关系？

1. 允许入选的实践操作

- 医疗机构可以随时与他们自己的患者沟通正在进行的试验。

- 医疗机构可以通知满足条件的患者，同时这些患者可以尝试联系研究者。

- 如果满足以下条件，医疗机构或者病案室可以给研究者推送消息。

> ➢ 当患者签署了预先批准的授权，那么信息提供机构可以提供 PHI 信息给研究者。

> ➢ 机构审查委员会批准一个部分豁免授权用于入选的目的（必须符合 HIPAA 豁免标准）。研究者确定受试者，研究团队的成员可以尝试联系。

- 患者可以通过广告、海报或者其他公告进行自我推荐。

2. 受试者对研究记录的查看

- 患者有权查看自身"被设计收集的数据"，包括用于对患者做决定相关的治疗和账单信息。

- 患者必须接受任何暂时的拒绝访问。

- 研究记录通常不属于计划收集的数据集。

- 任何与临床有关的信息都必须放入病历中。

六、机构审查委员会

有关机构审查委员会（IRB）成员资格、职能和职责的法规，请参阅 21 CFR 第 56 部分和 45 CFR 第 46 部分。IRB 的相关职能和职责已经在本书第 2 章"临床试验材料的制订"中的"创建临床试验方案、病例报告表、临床试验标准操作规程、知情同意书、研究文件夹及其他研究资料"部分中进行了描述。

（一）IRB 的结构和功能

1. IRB 结构

根据 FDA 法规，IRB 是为审查和监督涉及人类受试者的临床研究而设立的机构。IRB 有权利对临床研究申请做出批准、进一步修改和驳回的决定。IRB 审查的目的在于确保一项临床研究采取了妥善的措施来保证人类受试者的权益和福利。其审查形式通常包括研究启动前审查和过程中的定期审查。对于涉及人类受试者的研究，参与机构内通常设有自己的 IRB（内部 IRB）来对机构内进行的研究或机构内人员参与的研究进行监督审查，对于没有设立内部 IRB 的机构，FDA 法规允许这些机构使用外部 IRB（中心 IRB）来对机构内部开展的研究进行初始和持续审查。需要指出的是，无论研究者是否与机构存在附属关系，IRB 都可以对其研究进行审查，但是 IRB 的章程中应对这些审查工作进行授权并且在 IRB 的操作规程中对审查流程进行描述，如此，IRB 就可以进行常规的外部研究审查工作。针对即将进行的个别外部临床研究，在医院 IRB 已经掌握了研究具体信息的情况下，也可以对其进行审查。IRB 的目的主要在于审核知情同意从而保证人类受试者的权益和福利，审核知情同意可能包括对机构合规性文件适用的法规和制度政策的记录。根据 FDA 的规定，对于超过最低风险的研究，应告知受试者的内容包括：在发生伤害时是否可以获得补偿和医疗服务；如果是，那么可能的伤害是什么；如何获取进一步的相关信息等。任何事关不提供补偿的声明中都不可以让受试者放弃任何权益或有此倾向，也不可以免除研究者、申办方和研究机构对于过失应承担的责任或有此倾向。

IRB 的成员组成应具有多样代表性和多样原则性。根据 FDA 法规，审核 IRB 资质的其中一项就是要求 IRB 的成员多样性，需考虑的包括种族、性别、文化背景和对社区态度等问题的敏感性。例如，某个成员与该机构不存在附属关系并且其主要关注点为非科学领域。FDA 允许 IRB 存在正式任命的候补成员，条件是 IRB 的书面操作规程中应对候补成员的任命和职能进行说明。IRB 名册中应明确每个候补成员可以替代的首选成员。候补成员的资质应当与被替换的首选成员相当，从而确保保持合适的法定人数。当出现候补成员替换首选成员的情况时，在 IRB 的会议记录中应当进行记录。FDA 法规要求至少一名 IRB 成员主要关注科学领域，同时至少一名成员关注非科学领域。绝大多数 IRB 拥有医生及博士级的物理或生物学家，这类成员满足了对于 IRB 至少拥有一位科学家的要求。根据 FDA 法规，当 IRB 遇到超出成员所涉及科学领域的研究时，可以使用顾问来协助审查。律师、神职人员及伦理学家可以作为主要关注点在非科学领域的代表。某些成员同时适用于科学领域和非科学领域，例如法学博士或者注册护士，而这些成员对于 IRB 来说具有巨大的价值，其他明确的非科学领域成员即可被认定为满足了法规对于 IRB 拥有非科学家成员的要求。FDA 法规禁止任何与所审查的研究存在利益冲突的 IRB 成员参与该研究的初始审查及持续性审查，为 IRB 提供所需信息的情况除外，所以在选择 IRB 成员时，应当考虑潜在的利益冲突。如果某些成员屡次由于利益冲突而必须缺席审议并放弃投票，那么这些委员对于团队审查工作的贡献会相应减少甚至会妨碍审查程序。

2. IRB 的流程

(1) 快速审查：某些类型的研究可以在不召开 IRB 全员会议的情况下进行审查和批准。对于不超过最低风险的某些类型的研究，FDA 法规允许 IRB 通过快速程序对其进行审查。已获批准的研究，在批准的研究期限内出现微小变更的，也适用于快速审查程序。快速审查程序中，审查工作由 IRB 主席或主席指派的一名或多名有经验的成员承担。审查人员可以行使 IRB 的所有权力，但不能否决研究。否决研究的决定必须经全体委员会审查后做出。按照 FDA 法规，IRB 的审查记录无须对公众或申办方开放。但是，FDA 并不禁止申办方向 IRB 申请这些记录。IRB 和所在机构可以针对是否向申办方提供会议纪要或会议纪要相关部分的问题制定相关政策。由于各自政策的不同，所有 IRB 还需要熟知各州和地方法律中对 IRB 记录的获取权限规定。

(2) 风险审查：对于在临床试验新药申请（NDA）或临床试验医疗器械豁免（IDE）类目下进行的研究，FDA 法规概述了 IRB 批准此类研究的标准。IRB 应确保受试者面临的风险已降至最低，并且受试者面临的风险与预期受益之间的关系是合理的。针对研究风险，IRB 应审查之前的动物试验和人体试验的结果，否则将无法对研究风险进行充分评估。

(3) 紧急使用试验样品的审查：FDA 法规允许一家机构在未获 IRB 批准的情况下紧急使用一次试验样品，但是必须在使用后 5 个工作日内向 IRB 进行汇报。紧急使用是指对单个个体的单次使用（或单个疗程的使用，例如危及生命的情况下对医疗器械的使用）。"后续使用"是指针对该个体的二次使用或者针对其他个体的使用。在对紧急使用的审查过程中，如预期再次使用试验样品，IRB 应当要求对试验方案和知情同意文件进行更新，如有下次需要，即可参照已获批的方案。尽管研究者和 IRB 尽量避免，但是还是会出现考虑二次进行紧急使用的情况。FDA 认为如果仅是因为 IRB 没有足够的时间来召集会议、审查和批准试验样品使用，而拒绝对个体进行紧急治疗是欠妥当的。IRB 需要有书面的操作规程来指导运行，其中一条程序要求是"确保在研究活动发生变化时，迅速向 IRB 进行汇报"。研究完成作为研究活动的一种变化，就需要上报给 IRB。更多紧急使用的信息，请参见第 7 章"医疗器械紧急使用"部分的内容。

(4) 临床研究的监查：FDA 不要求 IRB 例行监督知情过程、监督研究的开展及审核研究记录，但是 FDA 法规赋予了 IRB 对知情同意过程和研究过程进行监督或者指派第三方进行监督的权力。如果 IRB 对研究执行过程或知情同意获取过程产生疑虑，出于对研究进行充分监管的目的，IRB 可以考虑进行一次主动的稽查。

(5) 研究者和申办方与 IRB 的沟通：临床研究者应直接向负责的 IRB 报告不良事件，并应直接向该 IRB 发送进度报告。但是 FDA 对于申办方与 IRB 之间的直接沟通并不禁止，并且认为这样的沟通可以为某些问题提供更高效的解决途径。

(6) 向第二家 IRB 提交研究：如果 IRB 否决了一项研究，IRB 必须向研究者和研究机构提供书面声明，说明否决的原因。如果该研究被提交至另一个 IRB，提交的研究文件中应当包含此声明，从而新的 IRB 可以在知情的情况下做出审查决定。所有研究相关的信息都需要提交给新的 IRB 进行审查。

(7) 对 IRB 的视察：药品评价和研究中心的科学研究司负责对已接受视察的 IRB 目录库进行维护，包括接视察的日期及分类等。近期，针对由生物制品评价和研究中心及设备和放射卫生中心指定的视察，该司已经开始将视察结果纳入到 IRB 库中。这个信息能够通过信息自由法案（FOIA）

程序获得。一旦一个研究文件关闭，这些视察中 FDA 与 IRB 的沟通及视察的记叙性报告也可通过上述程序获得。

(8) IRB 记录：IRB 批准一项研究后，应至少每年对该研究进行一次持续审查。并且 FDA 法规中列出的所有记录文件都应被妥善保存和维护。无论受试者入组是否开始，时间计算从批准之日起。对于所有已获批的研究，在 IRB 批准期满之前，研究者都需要向 IRB 提交书面的进展报告。如果研究尚未入组受试者，研究者在进展报告中需要注明这一点。针对这类研究，IRB 可以采用快速审查的方式进行持续审查。如果某些研究在受试者入组开始之前就终止了，对于这类研究，IRB 需要保存其记录至研究终止后至少 3 年。

(9) 受试者的知情同意：许多的临床研究者会根据知情同意文件就临床研究向受试者进行口头的描述，而受试者的签名可以作为其自愿参加研究的证明。但以上操作只是知情同意过程的一部分。整个知情同意过程还应包括向受试者提供有关研究的足够信息、为受试者提供充足的机会来考虑所有可能的选择、回答受试者的问题、确保受试者已经理解了这些信息、获得受试者自愿参加的文件以及针对受试者的要求或研究情况，为受试者持续提供所需信息。为使知情同意过程做到行之有效，在过程中应该为研究者和受试者提供充足的机会进行信息交流和提问。在法定代表人可以阅读知情同意文件的条件下，以传真的方式将知情同意文件传真给法定代表人，并通过电话的形式进行知情同意的谈话过程也是可以接受的。如果法定代表人同意，可以签署知情同意文件并以传真的方式将签字的文件返回给研究者。

法规要求，在获取知情同意的过程中，必须向受试者提供一份已获 IRB 批准的知情同意文件的副本。为受试者提供该文件的目的之一是为了方便受试者在做出参加研究的决定之前和之后与其他人一起阅读探讨研究的信息，同时也是为了给受试者提供参考，如后续的操作安排以及出现紧急情况时的联系方式。

FDA 不会要求任何受试者放弃其权益，但是希望受试者清楚，在针对

FDA 监管的产品进行的研究中，无法保证受试者完全的隐私权。根据《联邦食品、药品和化妆品法案》，出于核对申办方提供的资料的目的，FDA 有权视察并复印临床记录。通常情况下，FDA 不会在视察过程中记录受试者的姓名，除非需要对该病例进行更为细致的研究或者有理由相信目前的文件记录不能代表该病例的真实情况及所得结果。针对以上权限，FDA 无须获得研究者、受试者或 IRB 的批准，知情同意文件中不应有类似的表述或者暗示。当研究者出于递交 FDA 的目的进行一项研究时，即可认为其已经同意向 FDA 开放对于研究记录的权限。如 FDA 法规中所述，在知情同意文件中应明确指出，一旦参加研究，受试者的记录文件自动成为研究数据库的一部分。受试者不得拒绝 FDA 审核和查看其记录的要求。如果 FDA 需要复印带回并内部审查任何可以识别受试者身份的医疗记录（通常由研究者保存，而非 IRB），那么在 FDA 内部需要遵循合理的保密操作规程。FDA 坚决遵循涉及信息公开披露及机构执法责任的相关法规，但是无法确保绝对的保密性。对于知情同意的面谈过程，除非受试者或其代表在签署知情同意文件之前没有足够的机会来阅读该知情同意的文件，否则 FDA 不要求使用第三人来见证知情同意过程。

进行知情同意面谈的人应足够了解研究信息并能够回答受试者的提问，FDA 对于人选没有明确要求，某些申办方和 IRB 会要求临床研究者亲自进行面谈。如果由研究者以外的人进行面谈并获取知情同意文件，那么研究者需要对此人的此项职责进行正式授权，同时被授权人应接受恰当的培训以执行此工作。如果适用的州法律允许，对于不识字但能够听懂英文的人，可以采取向其阅读知情同意文件并由他们用自己的方式进行标记的方式获得知情同意。在"简易形式"下进行的知情同意，必须遵循 FDA 的要求，由过程的见证人和进行知情同意面谈的人共同签名。对于自己同意的事情，有些受试者可能并没有真正理解，对于这样的受试者，研究者在入组时要格外谨慎。IRB 应当将不识字的人群按照易受胁迫和不当影响的人群考虑，在计划招募此类受试者的时候，要采取适当的额外保障措施。如 FDA 法规中所述，对于可以阅读并理解知情同意文件的受试者，

FDA 不额外要求见证人的签名。因为使用见证人的目的在于见证整个知情同意面谈的过程，并证明研究者陈述的准确性及受试者的明确理解。如果法规的意图只是为了证明受试者签名的有效性，那么受试者阅读知情同意的过程也会在要求见证的范围内。

通常情况下，在准备知情同意文件的过程中，申办方会为研究者和 IRB 提供其建议的研究特定的科学和技术说明性文字。但是，IRB 有责任和权力来确认知情同意文件中所有措辞的充分性和适当性。如果申办方不能接受 IRB 坚持的措辞，可以决定不在该中心进行研究。

对于在研究用器械豁免（IDE）标准下进行的医疗器械研究，为获得受试者知情同意而提供给受试者的所有表格和信息材料的副本都需要提供给 FDA，作为 IDE 审查的一部分。针对试验器械，IDE 提交要求的其中一项就是知情同意。因此知情同意将作为 IDE 申请的一部分由 FDA 进行审查批准，如果 IRB 对知情同意文件作出实质性修改，则必须重新获得 FDA 的批准，这整个过程都要求申办方的参与 。对于其他类产品，FDA 并没有明确要求申办方必须审核 IRB 批准的知情同意文件，但是绝大多数申办方还是会进行类似的审核以确保知情同意文件的措辞在申办方的接受范围内。如涉及方案修订，在实施新方案之前必须由 IRB 对其进行审查和批准，除非是将明显对受试者产生危害，为了消除这种危害而必须做出的立即修改。由于新修订可能影响受试者继续参加研究的意愿，所以对于目前新入组及仍在参加研究的受试者，应当将发生的修订情况告知他们。已经完成研究的受试者，或者仍在参加研究，但是新的修订并不会影响到的受试者，例如，新的修订只会应用于后续入组的受试者。对于这些受试者，FDA 不要求重新获取他们的知情同意。

(10) 知情同意文件的内容：对于必须向受试者提供的知情同意文件，FDA 要求的内容只是其中最基本的要素。IRB 可以要求在知情同意文件中增加任何信息，只要 IRB 认为这些信息对于受试者是重要的，可以影响其决定是否参加研究。FDA 要求在知情同意文件中提供联系方式，供咨询关于研究的问题、咨询受试者的权益以及一旦发生研究相关的伤害时使用，

第 7 章　医疗器械法规、组合产品、研究委员会和 FDA 申办方会议
Medical Device Regulations, Combination Product, Study Committees, and FDA-Sponsor Meetings

143

但是对于联系人是谁，FDA 没有明确规定。上述 3 个方面的问题可以共用一位联系人。但是针对受试者权益方面的问题，FDA 和绝大多数 IRB 还是认为指定一位有相关知识的联系人更妥当，而不是直接将研究者作为联系人。指定研究者作为唯一的联系人可能会阻止受试者报告问题和（或）可能的虐待。

(11) 临床试验：对于受 FDA 监管的产品，所有涉及这些产品的临床试验都需要经过 IRB 的审查和批准，无论该试验是否涉及医疗机构体制内的受试者。FDA 将非医疗机构体制内的受试者也纳入范围内，是因为 FDA 认为仅仅由于在医疗机构体制内外的区别，就在受试者保护方面对其实行双重标准是不恰当的。

针对上述非医疗机构体制内的研究，研究者可以通过向社区医院、大学 / 医学院、独立的 IRB、地方或州政府卫生机构或其他组织提交研究申请的途径获得 IRB 的审查。如果通过上述的方法不能成功完成 IRB 的审查，研究者可以联系 FDA 寻求帮助。

(12) 治疗用新药（IND）/ IDE：FDA 法规规定，在治疗用 IND/IDE 标准下应用于人类受试者的试验样品需要事先获得 IRB 的批准，但有 2 个例外。第一，如果出现 FDA 法规中定义的危及生命的紧急情况，可以允许对 IRB 要求的豁免。此外，FDA 可以授予申办方或申办方（同时是研究者）一份豁免 IRB 要求的声明。但是即使 FDA 已经给予豁免，IRB 仍可以选择对该研究进行审查。

IRB 提供给申办方的信函中必须包含以下信息：

- IRB 的会议日期
- 审查的内容
  - 初始批准
  - 年度批准
  - 方案修正案，包括修正案编号
  - 不良事件
  - 安全性报告

- 方案是否被"批准"
  - ➢ 如果 IRB 要求进行方案修正，则信函中必须明确方案已获批准，视后续修正而定
  - ➢ IRB 要求，方案修正之后，可以由 IRB 主席针对修正进行快速审查，快速审查与否由 IRB 自行决定
- 审查类型
  - ➢ 快速审查
  - ➢ 全体审查

研究申办方必须保存所有报告的副本，包括提交给 IRB 的报告及 IRB 的行动报告，如下所示：

- 事先审批
- 研究方案
- 对方案 / 方案修正案、附录的修改
- 受试者知情同意文件
- 患者 / 受试者招募材料
- 研究者手册
- 所有往来信函

（二）审查类型（21 CFR 第 56 部分及 45 CFR 第 46 部分）

IRB 的审查类型分为以下 3 种：

- 全体审查
- 快速审查
- 豁免审查

1. 全体审查

什么时候需要采取全体审查形式？

- 首次审批
- 有受试者接受治疗的正在进行的研究
- 涉及风险（风险提高或有新增风险）

- 治疗方式改变
- 超过最低风险的修正案

2. 快速审查

- 最低风险
- 对已获批的研究进行的微小修改

通常来说，如果一项研究已经停止批量入组或者已经没有继续接受治疗的患者，对于这样的研究，可以采用快速审查的方式进行年度审查

- 批件上必须注明快速审查的原因
- IRB 有权随时要求进行全体审查

3. 豁免审查

举例：包括收集健康 / 非妊娠期成人的血液样本、痰液样本、指甲样本，以及其他无创性操作。

（三）人类研究保护办公室（OHRP）

1. 针对 IRB 不依从标准操作的问题，OHRP 的常见发现

(1) 初始和持续性审查

- 研究开展未经 IRB 审查
- 未能对卫生和服务部门的拨款申请进行审查
- IRB 没有足够的信息支持其做出批准的决定
- 会议过程中未进行充分的审查
- 未进行充分的持续审查
- 修改后批准的研究出现实质性的修改时，未进行额外的会议审查
- 未能每年对研究进行至少一次的持续审查
- 在未达到法定人数的情况下召开 IRB 会议（非科学领域人员缺席）
- 在未达到法定人数的情况下召开 IRB 会议（多数缺席）
- 有利益冲突的 IRB 成员参加了研究的审查

(2) 快速审查程序

- 针对初始审查和持续性审查，不恰当的使用快速审查程序

- 针对方案修改，不恰当的使用快速审查程序
- 未能将快速审查批准的情况告知 IRB 成员

2. 对非预期问题的报告及 IRB 审核方案修改

- 未向 IRB、机构行政人员及 OHRP 汇报非预期的问题
- IRB 未对方案修改进行审查
- IRB 未对方案修改进行充分恰当的审查

(1) 知情同意

- 未获取合法有效的知情同意
- 未对知情同意过程进行记录
- 普遍的知情同意文件的缺陷和不足
- 针对特定研究，知情同意文件不够充分 / 缺少必须的内容
- 针对特定研究，知情同意文件不够充分 / 缺少额外需增加的内容
- 知情同意文件表述太复杂
- 知情同意文件中包含开脱罪责的语言
- 标准的手术知情同意文件中缺少知情同意必需的内容
- 知情同意样本文件欠妥当
- 入组过程中未能将受胁迫和不当影响的可能性降至最低

(2) IRB 的成员、专业知识、工作人员、研究支持和工作量

- IRB 成员缺乏多样性
- 针对涉及儿童的研究，IRB 缺乏相应的专业知识
- 针对涉及罪犯的研究，在 IRB 审查过程中无罪犯 / 罪犯代表参加
- 研究支持办公室（受赞助项目）参与投票产生的矛盾结果
- IRB 成员问题
- IRB 主席和成员对卫生和公众服务部门的法规缺乏足够的了解
- 在未获得人类研究保护办公室批准的情况下指定新的 IRB
- IRB 资源不足
- IRB 超负荷工作

(3) 涉及 IRB 的工作活动、审查发现及工作程序的文件记录

- IRB 文件记录不充分
- IRB 会议纪要记录不充分
- IRB 文件保存维护不良
- IRB 未能确定 IRB 批准的标准是令人满意的
- IRB 未能记录其对于弱势受试者的额外保护措施
- 审查包含儿童的研究时，IRB 未能完成要求的审查结果
- 审查包含罪犯的研究时，IRB 未能完成要求的审查结果
- 对于知情同意书的豁免审查，IRB 未能完成并记录要求的审查结果
- IRB 未能对 IRB 放弃已签署的知情同意书做要求的审查
- IRB 缺少合理的书面的政策条款及操作规程
- 文件库日常工作的监管流程存在不足
- 非预期问题的报告和审查流程存在不足

七、FDA 对临床试验的监管（生物学研究监管）

FDA 的 GCP 与 GLP 现场检查计划被称为生物研究试验监查计划（BIMO）。可以针对提交至 FDA 的研究进行世界各地的视察。计划中包含的视察内容包括以下方面：

- 临床研究者
- 申办方、监查员、CRO
- 机构审查委员会
- 生物等效性实验室和设施
- GLP 设施（非临床研究）

数据稽查是 GCP–BIMO 针对临床研究者和申办方研究中心的视察的一个主要因素，而针对 IRB 的视察则更侧重于机构审查委员会的审查过程以及所需记录的保存和维护方面。

（一）计划的目标

BIMO 有以下两个主要目标：

- 验证生物研究数据的质量和完整性
- 保护人类研究受试者的权利和权益

（二）针对临床研究者的视察

包括研究特定的视察以及针对施行涉及人用药、兽用药、医疗设备、生物制品等临床试验的医生、兽医和其他研究人员所进行的稽查。对临床研究者的主要法规监管要求可总结如下：

- 遵循批准的方案或研究计划
- 获得知情同意并遵守 FDA 关于保护人类研究受试者的法规
- 确保研究数据记录充足且准确
- 在研究者的监管下，试验样品只能应用于受试者

对研究的具体数据的视察会提前告知。该视察包括与临床研究者的面谈及深入的数据稽查，以验证研究结果及研究者是否遵守法规。FDA BIMO 稽查通常是针对每个新药申请（NDA）和上市前批准（PMA）进行的，但是根据 FDA 收到的投诉（来自受试者、机构审查委员会或行业内），也有可能开展针对性稽查。

1. 合规性分类

BIMO 的检查结果可总结如下。

(1) 无须采取行动：视察期间未发现不良情况或行为（或已发现的不良情况未恶劣到需要采取进一步监管措施）。

(2) 自愿采取行动：视察期间发现了不良情况或行为，但 FDA 不准备采取或建议任何行政或法规监管措施。

(3) 官方采取行动：①由于出现重大的令人反感的问题，因此建议采取法规和（或）行政措施；②准备警告信和其他对应函件。

2. 申办方的法规义务

- 妥善为研究产品进行贴标签的工作
- 根据要求启动、暂停或终止临床试验
- 避免将研究产品商品化
- 管理研究产品的分发和回收
- 选择合格的研究人员执行并检查研究
- 向研究人员提供恰当的信息
- 评估和报告不良事件
- 保留足够的研究记录
- 提交进度报告和研究的最终结果

（三）对研究申办方的视察

- 针对研究特定的视察通常会提前公布，包括记录的稽查和面谈，以及针对所有器械与放射健康中心（CDRH）的每个上市前批准（PMA）中指定的视察。
- 目的是评估对法规的遵守情况并验证数据。
- 涉及的主要领域有以下方面：
  - ➤ 组织和人员
  - ➤ 临床研究人员的选择
  - ➤ 监查人员的选择及监查流程
  - ➤ 对不良事件和不良反应的上报
  - ➤ 试验产品的产品描述及管理责任

（四）为应对 FDA 视察做的准备

FDA 稽查的准备工作要求参与视察的人员具有高度的条理性，并对视察人员可能要求提供的文件或成果有明确的认知。FDA 视察的一般准备工作包括准备文件，如人员简历、工作描述、组织结构图及 SOP。视察人员可能会要求提供针对性的 CRF 和数据，涉及不良事件报告、安全性和有效性数据、医疗器械清点和管理、监查报告等。对于应对视察人员要求的人来说，及时提供所需资料，并随时准备好回答和应对视察人员的问题及意见是十分重要的。

1. BIMO 视察结果的法规 / 行政追踪

针对上述 BIMO 视察的结果，如果视察方没有得到满意的处理结果，则可能对申办方或负责审查的机构审查委员会实施以下制裁：

- 驳回研究申请
- 取消资格
- 进行起诉
- 限制 IRB 批准新的研究或入组新的受试者
- 取消 IRB 的资格

2. FDA 公布的常见问题

- 未对研究进行充分监查
- 未对监查访视进行记录
- 没有 SOP 或未遵循 SOP
- 未保留和维护研究产品的清点和管理记录
- 未能选择合格的监查员

第 8 章　医疗器械研究中的设计问题
Design Issues In Medical Devices Studies

本章阐述了具有挑战性的临床试验问题，如研究对照组的选择、分配干预措施的方法、盲法、优效或非劣效研究设计。本章还讨论了通常没有正确报道的最终临床报告的一些重要组成部分，如研究中心的数据检查和重复测量结果（参见第 6 章）。在医疗器械临床试验中，由于历史对照仍然是最具挑战性的问题之一，本章有一整节内容专门来讨论这个问题，以最近 2 项 PMA 研究的数据为例，说明 FDA 是如何审查和批准这类试验的。

一、临床试验设计 [44]

在设计临床研究时，应明确以下试验参数。

- 试验目的
- 预试验或可行性研究
- 变量的识别和选择
- 研究人群
- 对照人群
- 分配干预措施的方法
- 明确的试验设计
- 盲法

- 试验中心和研究者
- 样本量和统计效能

二、临床试验设计的假设和参数

（一）试验目的（研究问题）

在设计试验的主要目的时，应明确回答下列问题。

- 在目标条件和人群中评估有效性的正确方法是什么？
- 器械干预的独特安全性问题是什么？
- 该器械与其他干预措施相比是否同样有效，或更有效？如果是，该器械与其他干预措施相比是同样安全还是更安全？
- 安全性和有效性评估是否仅限于特定的亚组患者？
- 安全性和有效性的最佳临床衡量标准是什么？

（二）预试验或可行性研究

预试验或可行性研究旨在实现以下目标。

- 小样本试验来检验一个理论或新技术，但预试验不应太宽泛。
- 与临床试验相关的一些问题可以细化，包括器械的使用、患者处理和监测、数据收集和验证，以及医生的能力和关注点。
- 注意细化关键变量的测量，包括潜在的结果变量和影响变量，以及潜在的偏倚来源。

（三）变量的识别和选择

临床研究中的观察结果包括 2 类变量：结果变量和影响变量。

1. 结果变量

这些变量应明确并回答研究问题，并且应该对该器械声称的疗效有直接影响。

- 这些变量也被称为响应变量、终点变量或因变量。
- 这些变量应该能够直接观测，尽可能地客观，有最小的偏倚和误差。
- 应与生物效应有直接联系。

2. 影响变量

研究中能够影响结果变量或影响治疗与结局之间关系的任何因素都称为影响变量。

- 也称为基线变量、预后因素、混杂因素或自变量。
- 可能会影响结局，因此应特别注意找出影响变量。申办方通过考虑已知或可疑的变量，将研究结束时得出错误结论的可能性降到最低。

（四）研究人群

研究人群应是应用医疗器械目标人群的代表性子集。试验开始前，应通过制订严格、明确的入选/排除标准来定义研究人群。

使用某一特定人群的优点是，它允许在临床试验中使用较小的样本量。缺点是，获批的人群范围也会相应受限。

（五）对照人群

首选的对照组是一个阳性对照组，患者可以接受已上市的治疗产品。不具有吸引力的是安慰剂对照（即"假手术对照"），这通常会引起伦理和入选问题。最不具吸引力的是基于客观性能标准（OPC）的历史对照组。

不同对照组的例子

在临床研究中，对照组可以是一个阳性平行对照组，如安慰剂，也可以是特定条件的当前标准疗法，同期对照组也可以由拒绝参与研究而接受替代标准治疗的患者组成。历史对照组是由与正在进行的试验组有相同疾病症状的患者组成，但历史对照组的数据是根据预定的客观标准从医学文献中收集的。以下是对这些不同对照组的详细讨论。

(1) 同期对照组：是指被分配到了替代干预(包括不干预或安慰剂干预）的受试者，并由临床研究者直接负责。如果受试者分配到另一个干预组，那么任何同期对照可以是一个对照治疗。如果分配到了安慰剂或假手术治疗，则为安慰剂对照或假手术对照。如果对照组未接受任何干预，则称为"空白对照"。在非同期对照设计中，受试者接受替代干预（包括未接受干预），但不由研究者直接负责。

(2) 自身对照或交叉对照：是指受试者在规定的时间段内被分配一种干预措施（治疗顺序应事先明确），然后在洗脱期之后接受另一种干预措施。

洗脱期是指从一个试验条件结束到下一个条件开始之间的一段时间。2 次干预之间的时间间隔应基于器械是如何影响任何解剖或生理过程的现有知识，以便可以证明第一次治疗的残余效应不会影响下一次计划治疗的结果。需要指出的是，即使交叉设计没有必要或不合适，在某些情况下，受试者仍然可以作为他 / 她自己的对照。例如，当已有明确的临床共识确定除了对患者立即治疗外没有器械的残余效应，将没有必要进行交叉设计。

(3) 历史对照组：是指患有相同疾病或条件的非同期受试者，他们接受了干预（包括空白干预），但通常因时间和地点的不同，从当前研究的人群中分离出来。同期对照和自身对照（如适用）具有最大程度的可比性。

只有当入选标准相同，研究变量的测量方法与研究样本的测量方法完全相同，且假设没有潜在偏倚时，非同期对照才能具有可比性。

使用历史对照是确保与研究人群可比性的最困难方法，尤其是在相隔时间久远或研究地域较远的情况下。医学与营养学的实践是动态的，卫生等因素也会发生变化。患者识别、同期治疗或其他因素的细微差异（长期趋势）可能导致标准治疗或诊断方法的结果差异。患者的选择、治疗或其他因素的这种差异可能不容易或无法充分地记录下来。当与在一个明显不同的时间或地点观察到的历史对照相比较时，这些结果上的差异可能被错误地归因于一项新的干预措施。

此外，通常很难或不可能确定关键研究变量的测量是否与当前试验中使用的测量足够相似，以便进行比较。不应假定测量方法是等效的。由于这些原因，与同期对照相比，历史对照通常需要更多的工作来验证与研究人群的可比性。

如果申办方和 FDA 同意对特定的临床研究使用历史对照，则应根据研究期间关于该历史对照组的最新发表的研究对该历史对照进行验证或调整。为了进一步解释这一点，应考虑 IDE 研究的批准和 PMA 提交之间的时间差，期间可以发表几篇新文章来验证或申辩历史对照的选择。因此，申办方应根据这项新发表的研究，随时更新历史对照的假设。

（六）干预分配方法

分配患者治疗或干预措施的方法必须尽量减少研究中选择偏倚的可能性。试验中防止选择偏倚的首选方法是随机化。通常，随机化方法利用随机数表、计算机生成的程序等。具体随机化方法和实例已在临床试验和医学统计有关的教科书[45-47]中进行讨论。应详细说明试验中使用的随机化方法。

（七）明确试验设计[48, 49]

有许多试验设计可供申办方使用。特定设计的选择取决于许多因素，包括待验证的假设、基线特征的数量、对结果的影响、研究中心的数量、治疗的数量或待测的诊断类别。

最简单和最常见的试验设计是平行设计。在本设计中，来自研究人群的患者序列确定了其基线特征，患者分配到 2 个或多个干预措施中的一个，接受分配的干预措施，并在干预后的特定时间进行监测，以确定结果。如果预后因素均衡，且完成了全部的随访，那么并行设计的分析和解释应该是简单明了的。

交叉设计[50]中患者以自己作为对照，是平行设计的改进。在这个设计中，每个患者被分配一个顺序（可能是随机的），在此顺序中，受试者接受 2 个或 2 个以上的干预措施，然后在干预措施（或样本收集）之间间隔一段时间，以消除之前干预措施的任何延滞效应。受试者的分配顺序应该通过随机化进行，以防止潜在或未知的偏倚。交叉设计的执行比并行设计稍微复杂一些，需要更密切的监控。

交叉设计的分析也更加复杂，因为患者对任何特定干预的反应通常与对另一干预的反应相关。这是因为对同一个患者进行了多次干预，而反应很可能受到该患者个人特征的很大影响。然而，患者与患者的变异性是通过交叉设计来控制的。

第三种适用于医疗器械临床试验的设计是析因设计。在简单析因设计中，研究人群中的患者被分为4组：正在研究的2种干预措施中的一组、对照干预措施或2种干预措施都有。这样的设计可用于医疗器械和替代疗法（如药物）的比较，例如，器械和药物相比，研究问题是确定单独作用的干预措施是否有效，或者联合的协同作用，产生更强的有利或不利影响，则可以使用析因设计试验。

该设计的缺点是更复杂的操作和申办方必须确保研究人员遵守研究方案。析因设计可能需要更大的样本量，但由于这类设计本质上是将2个临床试验合成1个试验，其效率不容忽视。

试验设计的其他方面，如区组设计或分层设计，可能评估会更加复杂。特定研究的设计必须是最适用于申办方目标的设计。这些目标可能相应地导致需要开发、监查和仔细评估的复杂研究。有时，可以通过限制试验范围来使用不太复杂的设计。然而，这一举措应该仔细考虑，因为它几乎总是会导致器械的预期使用范围受限。

（八）盲法

临床试验中可能出现的3种更严重的偏倚是研究者偏倚、评估者偏倚和安慰剂效应或假效应。当研究者有意或无意地偏袒一组而不接受其他组时，就会产生研究者偏倚。评价者偏倚可能是一种研究者偏倚，其中评价者有意或无意地掩盖测量结果，使其偏向于一种干预措施。具有主观性或生活质量终点的研究尤其容易受到这种偏倚的影响。

安慰剂效应或假效应是当患者暴露于无作用的治疗模式下，但他／她认为正在接受干预治疗，随后显示或报告改善时发生的一种偏倚。

医疗器械评估的发展已经证明，由于安慰剂或令人信服的假治疗可能不可行，因此对患者或研究者设盲往往很困难或不可能。在这种情况下，研究人员必须格外小心，通过评估者保持盲态，不知晓患者分配给特定干预组或对照组，以确保将偏倚最小化。

（九）研究中心和研究者

为了达到所需的样本量，汇总不同研究中心和研究者的数据是非常必要的。因此，研究中认真地选择合格的研究中心和经验丰富的研究者非常重要。关于不同研究中心数据汇总的更多详细信息，请参阅第 6 章"临床总结报告"。

（十）样本量和统计效能

该主题参见第 5 章"临床研究中的统计分析计划及生物统计学"中"研究假设实例"部分。

三、临床试验的设计问题和数据分析问题

（一）研究中心之间的数据检查

在第 6 章"临床总结报告"中的"各研究中心间数据的检查"的部分中讨论了此内容。

（二）重复测量 [51]

在单臂研究中，由于假设是比较治疗前后的效果，或评估随访期间器械的疗效，因此需要进行重复测量。例如，在研究肾支架改善肾功能的作用时，研究分别在基线、手术后和多次随访中反复测量受试者的血清肌酐，以证明该疗法对肾功能的作用。

（三）亚组分析

第 6 章 "临床总结报告" 中也对该内容进行了更详细的讨论。预先设定的亚组分析可以对亚组内的效应进行检验。当器械疗效仅对某个亚组有意义时，则应通过多重比较来调整推论。这种分析的另一个优点是可以在之后的试验中筛选出该器械的最适获益人群。

（四）优效与非劣效设计的比较

优效设计是指新疗法比对照或标准治疗更好。优效性试验的目的在于验证新的（试验组）干预措施在某种程度上是否优于标准（对照组）干预措施。此类优效试验是通过拒绝零假设，即排除 2 种治疗方法之间的等效性来证明干预措施间的疗效存在差异。一个普遍的错误是，当优效试验由于没有明显的优势而未能拒绝零假设时，会得出 2 种干预措施是等效的结论。然而，尽管缺乏优效的证明可能与等效相符合，但并不能以此证明 2 种干预措施存在等效性。

等效试验的研究目的是排除 2 种治疗方法在主要终点方面最重要的临床差异。其无效假设（与优效试验相反）设定为 2 种治疗方法之间的疗效无差异或者其差异很小，在临床上可以接受。进行等效试验会面临较大的困难，因为与优效试验相比，等效试验需要更多的样本量，并且实施起来有一定困难。

非劣效试验目的是验证新治疗方法与标准治疗方法相比，其疗效间的差异小于预先设定的界值。非劣效试验用于验证 2 种治疗、方案或干预（方法）之间的等效性或与标准治疗的非劣效性。与优效试验相比，非劣效试验在设计和分析过程中需要不同的技术。

（五）非劣效试验

- 使用阳性对照。
- 新的治疗方法与目前的治疗方法疗效相同，但操作更简便或价格更便宜。

- 必须指定"等效"或非劣效界值。
- 由于无法仅从统计角度证明等效，所以应通过治疗之间的差异小于预先设定的标准来证明（在特定的概率水平）。
- 取决于与治疗敏感性相关的历史证据。

样本量太小，导致检验效能不足，从而无法检验出可能存在的差异，但这不意味着是"等效"。这里将使用 2 个示例来说明优效和非劣效临床试验之间的区别。第 1 个例子为使用 ACE 抑制药治疗高危 MI 患者。第 2 个例子为药物洗脱支架在冠心病患者中的应用。

1. "Optimal"试验[52]：血管紧张素Ⅱ拮抗药氯沙坦治疗 MI 的临床研究

该研究的基本原理如下。

ACE 抑制药可降低高危 MI 患者的死亡率。

- 血管紧张素Ⅱ受体拮抗药是一种替代选择，因为它们可以更完全地阻断组织肾素 – 血管紧张素系统（RAS）。
- 因其更好的耐受性，假设是可行的。
- 氯沙坦（50mg）在降低 AMI 后的高危患者的全因死亡率方面优于或非劣于卡托普利（150mg）。
- 研究设计为由研究者发起的双盲、随机、平行、非安慰剂对照试验。
- 研究结局为全因死亡（937 例，译者注：译者认为原文有误，应为 946 例），其中氯沙坦组为 499 例，卡托普利组为 447 例。
- 研究入选了来自丹麦、芬兰、德国、爱尔兰、挪威、瑞典和英国的多个研究中心 5477 例受试者。
- 对照组用药为卡托普利。
- 既往研究或资料表明卡托普利是有疗效的。
- 卡托普利在全球范围内治疗慢性心力衰竭（CHF）的常规用量为 50mg/ 次，3 次 / 天。
- 卡托普利使用广泛，可以作为非专利药。

研究结果：血管紧张素 II 拮抗药氯沙坦的疗效并未优于 ACE 抑制药卡托普利。卡托普利治疗显示具有更好的预后。研究的主要终点全因死亡共 937 例（译者注：译者认为原文有误，应为 946 例），其中氯沙坦组为 499（16.2%）例，卡托普利组为 447（18.2%）例，P 值为 0.069，95%CI 为 1.13（0.99～1.28）。然而，氯沙坦具有比卡托普利更好的耐受性。

2. 新药物洗脱支架（DES）研究设计挑战 [53]

新 DES 的试验设计面临以下挑战：

• 裸金属支架（BMS）对照试验——由于 DES 已经上市，因此不可将 BMS 用作对照组。

• 阳性对照试验——非劣效设计。

• 手术技术——更主动地治疗更复杂的病变，更简便地植入支架。

(1) 是否优于 DES

• 通过当前的支架技术，安全性和有效性终点事性发生率已经被控制在 5%～8%。

• 要证明（新药物洗脱支架）能更有效地减少这些事件的发生率，研究将需要至少 14 000 例患者并进行长期随访，这几乎是不可行的。

(2) 安全性终点 –MACE 定义

主要的冠状动脉不良事件定义为心源性死亡、心肌梗死（非 Q 波和 Q 波）、靶血管血运重建（TVR）。

靶病变血运重建（TLR）和非靶病变血运重建是 DES 试验中定义的终点。尽管有报道称与 BMS 相比，DES 极晚期（1 年后）支架内血栓的发生率有小幅增加，但没有证据表明死亡率或心肌梗死率增加与 DES 相关。同时也证实了 DES 有益于再次血运重建的预后。因此，DES 和 BMS 疗效比较的特点是，DES 中观察到的罕见恶性事件（支架血栓形成）与 BMS 中更常见的再狭窄间的平衡。

四、在 IDE 研究中使用历史对照作为对照组 [54-57]

在医疗器械的确证性临床试验中，选择"历史对照"代替阳性对照组仍然是临床研究设计中具有挑战性的问题之一。

随机对照临床试验被认为是临床试验设计的金标准。但是，在某些情况下使用随机对照设计可能是不必要的、不合适的，甚至是不可能的。例如，由于患者分配到对照组需要面临相关风险而引起严重的伦理问题，则不可能使用随机对照设计。另外，当存在生命危险时使用干预性治疗可能会大大降低死亡率，且干预效果显著时，也不需要使用 RCT。最后，RCT可能不适用于长时间的随访，例如对需要长期随访的整形外科植入物进行评估。值得注意的是，FDA 和学术界认为使用历史对照是最不支持的对照类型，除非有充分的证据支持该设计，否则不应使用该种对照。在临床研究中不使用历史对照设计的主要原因是在选择对照组的受试者时应消除了受试者选择偏倚和其他偏倚，如下所述。使用历史对照所面临的科学和监管挑战可以归纳如下。

- 历史对照数据存在潜在变异性可能导致关于试验有效性的错误结论。
- 有关历史对照的选择问题如下：
  - ➢ 历史对照数据来源于可靠且可访问的数据库。
  - ➢ 申办方应阐明支持历史对照设计的科学论据。例如，如果申办方选择使用目标值法，则应详细说明使用该方法的具体文献和理由。
  - ➢ 申办方应提供研究试验组与历史对照组的受试者特征相匹配的科学依据。
  - ➢ 应该阐明历史对照来源于一项或多项研究设计？
  - ➢ 应该阐明选定的历史对照数据库是否包括受试者详细的个人信息？
  - ➢ 重要的是，是否有已发表的研究对所选择的历史对照进行过验证？

在本节中，将讨论的重要问题是：在医疗器械确证性研究中什么时候适用这种无对照比较研究类型？什么时候可以使用目标值法（OPC）？使用 OPC 进行历史对照研究有哪些优点和缺点？此外，本节还将以最近 FDA 的 PMA 研究为例，讨论是否接受或拒绝使用历史性对照研究。

（一）历史对照的定义

"历史对照"是指以过去接受治疗的患者作为某一项没有对照组研究的比较组（对照组）。该定义包括以下内容。

- 将当前的治疗和患者与之前试验进行对比
- 研究并未随机分配到当前条件
- 历史对照可能在时间上相距久远

（二）目标值

目标值（Objective Performance Criteria，OPC）是指 FDA 认可的、为特定历史对照试验制定的标准。这些标准基于大量广泛认可的历史数据库（如文献或注册研究）中的数据而制定的。这些标准可用于验证器械安全性或有效性的替代或临床终点。

1. OPC 的优点

目标值来源于历史对照，所需的样本量较小，能为所有申办方提供统一的标准，节省时间和费用，并且使研究更容易推进。

2. OPC 的缺点

OPC 的缺点也是应用历史对照所导致的，例如单臂试验、选择偏倚、数据有效性和分析过程的质控以及样本量较小的研究（N=100 或 150）。另外，有时很难保证历史对照数据的可靠性。

3. 何时可以使用 OPC

如果可以获得以下信息，则可以在某些情况下使用历史对照。

- 有明确的疾病或症状的自然史
- 易感人群明确且相对稳定

- 器械使用具有较多的历史研究和经验

- 预后标准稳定且被广泛认可

- 没有出现新的重大安全性或有效性问题

- FDA、业界、临床、学术界和患者之间达成共识

- 预期会有明显的治疗效果

4. 与 FDA 达成的共识应包含哪些内容[53, 56]

- 所有相关术语的明确定义

- 关于 OPC 定期更新的规定

- 关于计算 OPC 方法的具体指南

- 关于不适用 OPC 的明确政策

5. 如何确定 OPC

- 过去的、类似的或已批准的器械

- 点估计或该研究的 OPC

（三）历史对照临床研究实例

在本节中，将详细讨论 2 个使用历史对照作为对照组的临床研究实例。第一项研究是 LACI 临床试验，在该试验中，FDA 专家组以 9 比 1 的投票结果做了不予批准的决定。专家组担忧为研究和数据选择的对照组可能不足以支持该器械的有效性。第二项研究是 ARCHeR 试验，FDA 批准了颈动脉支架植入装置。

1. LACI 临床研究[58]

LACI（用于治疗严重肢体缺血的激光血管成形术）临床试验是一项 IDE 研究，设计为单臂注册、前瞻性多中心（美国和国际中心）研究。本研究设计如下：

- 患者人群：严重肢体缺血患者（CLI）

- Rutherford 分级 4～6 级

- 不适合手术的患者

- 治疗：SFA、胭动脉和（或）胭下动脉的 ELA，辅助 PTA 和选择性

支架植入术

- 主要安全性终点：6 个月内任何死亡事件

- 主要有效性终点：6 个月内无严重截肢的存活患者百分比

- 包括导管如下：

  ➤ 2.2～2.5mm 光谱外围激光导管

  ➤ 任何光谱冠状动脉激光导管

- 研究患者被认为不适合手术的原因如下：

  ➤ 流出道血管不通畅或缺失

  ➤ 静脉导管缺失

  ➤ 严重的合并症

- 注册时间：2001 年 4 月至 2002 年 4 月

- 注册人数：145 位患者，155 条肢体，分布在美国内外的 14 家中心

(1) 研究器械

- 准分子激光旋切术（ELA）

- XeCl 准分子激光器，308nm，最大脉冲数为 40 脉冲 /s

- 1993 年首次获得 FDA 批准用于冠状动脉的光纤导管

(2) 对照组的选择：根据以下标准来选择对照组

- 标准治疗

- 适用于 LACI 患者

(3) 候选对照疗法

- 药物治疗（保守治疗）

- 截肢

- PTA + 选择性支架

- 旁路手术

(4) 不考虑随机化：无法随机选择合适对照组的原因如下：

- 以上所列的任何一种治疗方法对这一人群来说都是不合适的，不符合伦理道德和治疗标准

- 随机化难以实现

2. 选择历史对照的理由

(1) 为什么不能将药物治疗进行随机化：与在 6 个月预计发生 37% 的严重截肢手术的治疗方案对比，进行随机化违反了伦理问题。在没有 LACI 的情况下，手术死亡率高的患者将接受药物治疗和卧床休息。跨大西洋协会共识（TASC）[59] 仅推荐使用前列腺素类，而且仅在血运重建失败或不可能的情况下才建议使用。

(2) 为什么不能将截肢治疗进行随机化：与 100% 伴有高死亡率的严重截肢手术对比，无论是在围术期还是远期的治疗方案，进行随机化违反了伦理问题。可能有人会提出，那些手术死亡率不高的患者可能会从初次截肢中获益更多。接受初次截肢的患者面临围术期死亡、长期住院和二次截肢的高发风险。

(3) 为什么不能将旁路手术治疗进行随机化：旁路手术是治疗 CLI 的"金标准"。但是，LACI 患者是不适合手术的（旁路手术不是一种治疗选择）。不适合手术的 LACI 患者表现为以下情况之一。

- 手术死亡风险高
- 缺乏远端吻合口
- 缺乏旁路静脉导管

(4) 为什么不能将 PTA 治疗进行随机化：PTA 治疗不适用于所有的 CLI 分型（TASC 建议）[55]，而且缺乏证据表明 PTA 能够成功地治疗 CLI/手术效果差的患者。这是对照组的伦理问题。根据 TASC 的建议，PTA 被推荐用于参与本试验的绝大多数患者。

(5) 历史对照最佳案例：选择本研究的历史对照时，应考虑以下几点：

- 患者特征精确匹配
- 大量注册人数
- 完整的统计资料、优良的随访
- 治疗方案定义了"标准"（在本例中，为每个患者使用最佳个案治疗的一套混合模式）
- 符合 TASC 定义

(6) 历史对照"ICAI 研究"[60]：LACI 注册的历史对照是从另一项 1560 例 CLI 患者的随机药物临床试验中选择的。

- 意大利多中心随机研究前列腺素 E_1 在 CLI 患者中的应用，前列地尔组有 771 例，对照组有 789 例。
- 对照组接受了各种治疗（旁路手术、动脉内膜切除术、药物治疗和一些 PTA 治疗）（Ann Intern Med 1999; 130:412 – 21）。
- 符合 TASC 定义和 GCP。

(7) ICAI 研究：差异　ICAI 与 LACI 略有不同。

ICAI 入组了 CLI 患者，而不考虑手术的可能性（35% 的 ICAI 患者接受手术作为主要治疗选择）。

- LACI 仅入组了不适合手术的患者。

(8) TASC 共识：TASC 文件建议 PTA 治疗 CLI 仅适用于单支病变。

- A 型：单侧狭窄＜ 1cm。

TASC 不推荐 PTA 治疗以下类型。

- B 型：多发性短狭窄。
- C 型：长狭窄、短闭塞。
- D 型：闭塞＞ 2cm、弥漫性疾病。
- D 型建议手术治疗。

(9) LACI 中的 TASC 类型：155 例中有 2 例资料不足。

TASC 病变类型	LACI 腿（n=155）
A. 短狭窄	3（2%）
B. 多发性短病变	13（8%）
C. 复杂模式	44（28%）
D. 长期弥漫性疾病	93（60%）

3. LACI 第二阶段注册结果

表 8-1 显示了 LACI 组和所选历史对照组在男性、目前吸烟、既往

MI、既往脑卒中、糖尿病、高血压、血脂异常和肥胖方面的基线风险因素
的显著百分比差异。

　　表 8-2 表示历史对照组没有某些病变特征的数据，如不适合手术的
原因。

表 8-1　患者基线特征

	LACI	对照组	*P* 值
平均年龄（年）	72 ± 10	72 ± 10	ns
男性	53%	72%	*
危险因素			
目前吸烟	14%	25%	*
既往 MI	23%	15%	*
既往脑卒中	21%	12%	*
糖尿病	66%	39%	*
高血压	83%	49%	*
血脂异常	56%	16%	*
肥胖	35%	7%	*

*. 表示显著差异

表 8-2　病变特征

	LACI	对照组	*P* 值
Rutherford 分级 4、5 或 6	27%	30%	ns
	72%	70%	ns
不适合手术的原因			
静脉移植物缺失	32%		
远端血管不良或缺失	68%		

（续表）

	LACI	对照组	P 值
手术风险高	46%	11%	*
仅 1 个原因	61%		
任何 2 个原因	33%		
以上 3 个原因	6%		

*. 表示显著差异

(1) 方案标准：不适合手术的患者表现如下。

- ≥ ASA 4 级。

- 导管无 SAV。

- 广泛的病理学。

(2) 实际入组。

- 只有 46% 符合 ASA 标准。

- 只有 32% 无 SAV。

- 病变：41% SFA，27% 腘或胫腓，平均 2.7 个病变 / 肢体，平均长度 6 ± 7cm。

- 病变可接受 PTA ？

4. 研究设计

- 申办方的目的是证明治疗组的结果至少和对照组一样好——等效设计。

- FDA 同意接受等效设计，前提是对照组患者将比 LACI 注册患者有较为轻的病症。

- 主要疗效指标是 "6 个月未截肢的存活患者百分比"。

5. 等效假设

- 假设：等同于历史非干预对照。

- 申办方：进行保守比较，因为 LACI 患者合并症更严重，预后不良风险更大。

- LACI 研究的结果见表 8-3 和表 8-4。

表 8-3　LACI 研究结果

变量	LACI	ICAI
入组患者	145	789
删失 / 退出	–	[116]
可供分析的患者	145	673
失访	11（7.6%）	7（1.0%）
未失访患者	134	666
死亡	15（11.2%）	96（14.4%）
6 个月时截肢	9（7.6%）	76（13.3%）
6 个月时未截肢	110（75.9%）	494（73.4%）
持续的 CLI	43（29.7%）	211（31.4%）
严重不良事件	58（40.0%）	239（35.5%）
再干预	24（17.9%）	34（5.1%）

表 8-4　主要有效性终点事件

LACI	对照组
75.9%（110/145）	73.4%（494/673）

注释：95%CI　－5.3%～10.2%

试验结果显示如下：

- 只有患者年龄可以预测死亡率和截肢需求（在 LACI 和 ICAI 研究中也是如此）。
- 考虑到危险因素的差异，很难确定其中一组是否比另一组更严重。

6. 主要终点分析的局限性

非随机化研究的明显不均衡如下：

- LACI 与对照组患者之间基线不可比，主要是由于静息痛、既往小截肢和既往大截肢的组间差异。

- 国家和医院因素不可比。

无法获得患者水平的历史对照原始数据。

- 无法解释可见的差异。
- 无法对没有观察到的偏倚进行常规的敏感性分析。

7. FDA 小组讨论

尽管 LACI 研究满足了 6 个月保肢率和死亡率为主要终点指标的等效性，FDA 和专家小组成员担心，与对照组相比，没有足够的证据从数据中证明假设 LACI 注册研究的患者比对照组有更严重的合并症和更大的预后不良风险。所选对照组的主要缺点是，选择是基于一项研究，无法获得详细的患者数据，因此引起了对对照组和试验组患者可比性的关注。

8. ACCULINK™ 颈动脉支架系统和 RX ACCULINK™ 颈动脉支架系统

(1) 研究设计[61]：高危患者（ARCHeR）颈动脉血运重建的 ACCULINK 临床试验是一系列前瞻性、非随机、多中心、单臂临床试验。这些试验的目的是为了证明 ACCULINK™和 RX ACCULINK™带栓塞保护的颈动脉支架系统在治疗高危、手术和非手术指征（≥50% 狭窄）和无症状（≥80% 狭窄）的颈内动脉疾病患者中的安全性和有效性。共有 581 名患者在美国的 45 个临床中心和美国以外的 5 个中心进行注册登记。试验的设计如下。

(2) ARCHeR 1：评估整体交换型（OTW）ACCULINK™颈动脉支架系统中的 158 名注册患者。该研究的主要目的是，确定在被评估的人群中，颈动脉支架置入术后 30 天卒中、死亡和心肌梗死，以及 1 年内的同侧卒中的复合主要终点事件发生率是否非劣效于颈动脉内膜切除术（CEA）的发生率。

(3) ARCHeR 2：评估整体交换型（OTW）ACCULINK™颈动脉支架系统和整体交换型（OTW）ACCUNET™栓塞保护系统中的 278 名注册患者。该研究的主要目的与 ARCHeR 1 相同。本研究的第二个主要终点指标是 ACCUNET ™的器械成功率。

（4）ARCHeR 3：评估快速交换型（RX）ACCULINK ™颈动脉支架系统和快速交换型（RX）ACCUNET ™栓塞保护系统中的 145 名患者。该研究的主要目的是建立与 ARCHeR 2 在 30 天死亡、卒中和心肌梗死方面的等效（非劣效），作为在 OTW 和 RX 器械之间建立等效性的一种手段。

（5）历史对照假设：该试验的历史对照是基于 OPC，该 OPC 来源于多项临床研究，包括以下里程碑意义的研究。

- NASCET[62]，North American Symptomatic Carotid Endarterectomy Trial. Methods, patient characteristics, and progress. *Stroke* 1991；22 (6)：711 – 20.

- North American Symptomatic Carotid Endarterectomy Trial [63]：Barnett HJ, Taylor DW, Eliasziw M, Fox AJ, Ferguson GG, Haynes RB, Rankin RN, Claggett GP, Hachinski VC, Sackett DL, Thorpe KE, Meldrum HE. Benefit of carotid endarterectomy in patients with symptomatic moderate or severe stenosis. North American Symptomatic Carotid Endarterectomy Trial Collaborators. *N Engl J Med* 1998；339 (20)：1415 – 25.

- ACAS[64]，Endarterectomy for Asymptomatic Carotid Artery Stenosis. Executive Committee for the Asymptomatic Carotid Atherosclerosis Study.*JAMA* 1995；273 (18)：1421 – 8.

针对这项研究提出的 OPC 继续得到新发表的研究的证实，特别是 SAPPHIRE 试验，该试验在 ACCULINK PMA 提交前几个月提交给 FDA。

ARCHeR 1 和 ARCHeR 2 的研究假设是基于标准治疗来显示颈动脉支架置入术与历史对照之间的等效性（非劣效性）。在回顾颈动脉内膜切除术和药物治疗的最新文献的基础上，建立了历史对照。从这篇综述来看，对于合并症的患者，30 天死亡、卒中和心肌梗死及 31～365 天同侧卒中的发生率估计为 15%，对于解剖学上不适合 CEA 的患者估计为 11%。根据参与研究的每个治疗组的比例，计算了加权历史对照（WHC）。

$$WHC=pc\times15\%+pa\times11\%,$$

式中，pc = 患有合并症的患者比例，pa = 解剖结构不良的患者比例。使用这个方程，计算出的 ARCHeR 1 和 ARCHeR 2 一年的 WHC 率为 14.5%。ARCHeR 3 试验旨在证明快速交换 RXACCULINK™和 RXACCUNET™系统的安全性和性能与 ARCHeR 2 试验中 OTW ACCULINK™和、ACCUNET™系统在 30 天观察到的结果等效（非劣效）。

ARCHeR 1 和 ARCHeR 2 的主要目标都满足了。2 项研究的主要终点指标置信区间上限均低于 14.5% 的 WHC，这表明在所研究的高危人群中，颈动脉支架置入术不劣于颈动脉内膜切除术。

ARCHeR 3 研究的主要目标达到了，即 ARCHeR 3 研究的 30 天主要终点指标不劣于 ARCHeR 2 研究的主要终点指标。ARCHeR 2 研究与 ARCHeR 3 研究之间差异的 95% 置信区间的上限为 4.75%，小于 8% 的增量（$P = 0.005$）。因此，确定 ARCHeR 3 研究的结果不劣于 ARCHeR 2 研究的结果，并确定 RX 和 OTW 器械可产生相似的临床结果。

9. 在 ARCHeR 试验中选择历史对照的优势

历史对照基于众多临床研究，其患者标准与试验中的患者标准相似。

从 IDE 提交到 PMA 提交（5 年）期间，根据最新公布的研究对历史对照数据进行了验证，该验证支持了最初提出的 WHC。

历史对照得到了其他随机临床研究（SAPPHIRE 研究）的支持，该研究在 ACCULINK PMA 提交之前提交了上述对历史对照的支持性文件，因此 FDA 专家组建议批准使用该历史对照。

10. CDRH 决定

FDA 于 2004 年 8 月发布了批准令。RX 和 OTW ACCULINK 颈动脉支架系统在 2004 年 4 月被授予快速审批，因为这些器械可以为当前治疗颈动脉疾病的患者提供一种可行的替代治疗。由于与现有技术相比，这些器械可能降低了风险，因此 FDA 批准了 ACCULINK™颈动脉支架系统和 RX ACCULINK™颈动脉支架系统的快速审批。

五、使用历史对照的建议总结

当申办方考虑在临床试验中使用历史对照时，可参考以下建议。

1. 如果由于与对照组患者相关的风险，随机分配到对照组引起伦理问题，则主要选择历史对照组。

(1) 该试验旨在治疗危及生命的疾病。

(2) 研究器械的受益可能是巨大的。

(3) 研究性治疗在降低死亡率方面有显著效果。

2. 历史对照数据应存在于可靠的数据库中，可以访问该数据库以防止比较参数时缺少信息。

3. 在可能的情况下，应从多个研究或多个数据库中选择历史对照。

4. 随着新研究的发表，验证历史对照数据非常重要。

5. 拟提议的研究中的患者基线特征与历史对照组的患者基线特征应具有可比性。

6. 如果历史对照基于国际研究，则应考虑国家和医院因素。

7. 如果可以获得以下信息，则在某些情况下可以使用历史对照。

(1) 关于疾病或病症的自然史知之甚多。

(2) 潜在的患者群体表现良好，相对稳定。

(3) 该器械具有广泛的临床使用历史和经验。

(4) 标准治疗稳定且众所周知。

(5) 没有出现安全性或有效性方面的重大新问题。

(6) FDA、工业界、临床界、学术界和患者团体之间达成共识。

(7) 预期会有显著的积极治疗效果。

8. 研究的申办方应与 FDA 就历史对照的 OPC 达成一致。

(1) 明确定义所有适当的术语。

(2) 定期更新 OPC 的规定。

(3) 获取 OPC 的方法的具体指导。

(4) 关于未能满足 OPC 的明确政策。

第9章 研究者发起的临床研究

Investigator–Initiated Clinical Research

研究者发起的临床研究越来越普遍，特别是学术机构中，由联邦政府或私营企业资助。为了解此类研究，回答以下关键问题尤为重要：参与方有哪些？各方的角色是什么？研究目的是什么？

与生物医药或医疗器械公司资助的临床研究不同，研究者发起的临床研究的申办方通常是学术机构或私人研究团体。其申办方通常负责为试验提供资金支持、制订方案、提供研究产品、实施和管理研究。

开展研究者发起的临床研究的目的包括以下方面：

- 促进科学发展 / 数据收集
- 最大化患者受益
- 验证一种药物或医疗器械新的用法 / 适应证
- 支持产品策略

这些研究也可以通过以下递交方式完成。

- 传统的新药临床试验（IND）/ 器械研究临床豁免（IDE）
- 非传统的新药临床试验（IND）/ 器械研究临床豁免（IDE）
- 非药物或器械研究

一、研究者发起的临床研究的定义和示例

研究者定义为一个发起（计划和设计）和实施一项研究的个体（并非企业），并直接管理或分配研究的治疗措施。换句话说，研究者的职责包括制订研究计划、研究设计、研究实施、监查和数据管理；起草报告；并监管所有法规和伦理事务。研究者负责起草临床方案、完成研究预算、整合研究资源（项目管理、法规指南、数据管理、设备和临床实验室、获得研究产品等）。研究者还负责获得监管机构和资助机构的批准［如机构伦理委员会（IRB）、美国食品药品管理局（FDA）和美国国立卫生研究院（NIH）］。研究者发起的临床研究通常针对那些未经食品药品管理局批准的产品，但也可以是已获得 FDA 批准的产品，目的为扩展适应证或应用于新的患者群体。

（一）研究者发起的临床研究的要求

1. 方案
方案由研究者起草撰写。研究者发起的临床试验的资金来源可能是营利性实体、非营利性基金会或慈善组织。

2. 资源
- 数据管理和生物统计支持
- 研究监查
- 监管顾问
- 与药物或医疗器械公司合作，提供研究产品
- 法律协助

3. 出版和强制注册要求
美国 FDA 修正法案要求 Ⅱ 至 Ⅳ 期临床试验的药品、生物制剂及器械均需要强制注册。除此之外，国际医学期刊编辑委员会（ICMJE）要求所有新开展的临床研究在受试者入组开始时或之前进行公开登记。

4. 研究者的知识产权

在计划开展研究者发起的临床研究时，研究者应仔细考虑知识产权问题。

- 明确研究者所在大学或者工作单位是否保留该研究中所获成果的所有权利。
- 如果临床研究的经费来源是营利性实体，则该实体就有对试验成果商业化许可的优先权。
- 如果临床试验的经费来源是非营利性实体，则该实体将会被授予试验成果的某些非商业权利。

5. 受试者伤害

- 除因临床研究试验产品制造所致损伤外，研究者所在大学或工作单位应对因参与研究者发起的临床研究而直接产生的其他任何损害承担责任。
- 对于任何伤害，研究者所在的大学或者工作单位应提供医疗救治。
- 不能要求第三方保险公司支付受试者伤害产生的费用。

（二）潜在风险

参与该类研究的企业、研究者或者机构可能面临以下风险。

1. 厂家

- 资源（财力和人力）的无效使用（不支持战略性计划的实行）
- 由于缺乏预先规划，可能会得到无效数据，无法用于发表或者提交 FDA
- 得到与当前结果或研究战略计划相反的数据结果
- 不恰当的预算影响产品上市
- 违规导致的法律问题

2. 研究机构 / 研究者

- 地方申办方不明确
- 申办方资源不充足

- 报告或发表可能未经验证的数据
- 对研究入选者安全的主要影响
- 违反法规引发的法律问题
- 对各研究点的资金保障不足

二、研究者发起的临床研究的开发、实施和管理

研究者发起的临床研究的开发遵循以下时间顺序。

- 项目开发
  - ➢ 意向书
  - ➢ 标书
  - ➢ 时间表
  - ➢ 起草方案和数据采集表
  - ➢ 预算制定
  - ➢ 研究经费
  - ➢ 合同
- 机构审查委员会（IRB）审核、批准
- 研究执行和监查
- 数据核查和分析

（一）什么是意向书（LOI）

- 对特定药物或医疗器械的研究兴趣陈述
- 开展该药物或医疗器械临床试验的兴趣
- 人体研究受试者人群的类型
- 试验预计实施时间
- 资金来源
- 研究用的药品或医疗器械的提供方

（二）意向书（LOI）内容

- 试验的原理
- 试验设计（包括剂量、盲法、日程表及对照组）
- 人群特征
- 患者招募的可行性
- 拟开展试验的独特性（谁将从该研究获得的新信息中获益？患者？厂家？）

（三）项目时间表

开发阶段如下：
- 法规（IRB、FDA、NIH）和法律（合同）
- 项目实施阶段
  - 招募患者
  - 试验实施
  - 数据收集
  - 数据质量保证
- 数据核查和分析
- 出版

三、研究者发起的临床研究的法规

研究者发起的临床试验应遵循以下法规和指南。
- 联邦法规
- 人用药品注册技术要求国际协调会议（ICH）指南
- 州法律
- 机构政策

- 合同协议
- 方案
- 研究者标准操作规程（SOP）

四、研究者发起的临床研究要求的基础架构

用于研究者发起的临床研究的基础设施如下。

（一）研究实施与管理

- 监查法规送交
- 研究实施的监管（如员工资质和教育程度）
- 数据和受试者安全的监管

（二）财政预算

确保预算能够满足所有研究的开销。
- 人员
- 流程
- 物资
- 设备
- 招募
- 培训
- 监查

（三）合同财务注意事项

- 合同中应有一份书面预算协议，以说明拟提供的研究服务类型以及针对这些服务的收费基础。
- 研究者报酬与其提供的服务应合理匹配。

- 报酬不应与研究结果挂钩。
- 研究团队（或家人）不应有与研究产品相关的利益冲突。

五、美国国立卫生研究院赞助的临床研究

美国国立卫生研究院（NIH）已经创建了临床研究政策分析和协调（Clinical Research Policy Analysis and Coordination，CRPAC）项目，以协调、精简和优化与临床研究的实施和监查相关的政策和要求。在某种程度上，创建 CRPAC 项目的目的是提高临床研究企业的效率和有效性，一定程度是借助提高依从性和监管来实现。

CRPAC 的工作人员与其他联邦机构密切合作，包括人类研究保护办公室、食品药品监督管理局、退伍军人事务部、国防部和其他通过了"保护人类受试者"这一联邦政策的联邦机构。

CRPAC 项目中有关临床试验政策的一些具体目标如下：

- 统一不同的不良事件报告要求。
- 明确数据安全监查（data safety and monitoring boards，DSMB）委员会的角色和职责及其他审查机制。
- 当人类受试者法规应用中存在差异时，明确相关政策。
- 分析 IRB 各种核查模型的特征和特点，并考虑这些模型对各种形式研究活动的优势。
- 研究提供知情同意，分享最佳诊疗实践，以及通过临床试验设计创建关于促进科学、安全和伦理对话交流的不同方法。

第 10 章 人类研究的伦理原则
Ethical Conduct For Human Research

人类临床研究的伦理原则来自以下几个文件。

- 《纽伦堡法典（1947 年）》
- 《赫尔辛基宣言（1964 年）》
- 《贝尔蒙特报告（1978 年）》

人类研究的伦理原则概括如下[65-67]：

- 对社会和患者的社会和临床价值：不论是在现在还是将来，针对某一疾病的临床试验都应该给社会或患者带来重要价值。这项研究应该有助于我们对疾病的科学认识、诊断和治疗。虽然人类受试者可能会承担参与试验的风险，但是社会将会因此获益。

- 研究的科学有效性：临床研究应遵循有效的科学方法，用科学的方式实现研究目标。

- 受试者选择的公平性：这个过程保证了公平地选择所有符合研究标准的受试者纳入这项研究。研究设计不得让具有特权或者弱势的受试者参与研究。

- 有利的风险 / 效益比：研究风险可能微不足道或者很严重，可能引起短暂的不适或远期的改变。必须尽一切努力把对受试者的风险和不便降到最低，使潜在的效益最大化，并确定个体与社会的潜在效益是和风险成比例的，或者是大于风险的。某些研究（如可行性研究）对于受试者并没有直接效益，但整个社会和（或）未来的患者将会受益。

- 独立审查：临床研究的独立审查过程可以通过 IRB、DSMB 或其他授权机构进行，减少潜在的利益冲突并且确保研究在开始之前符合伦理要求。这些组织在研究过程中也会对研究进行监控。

- 知情同意：在任何临床研究中最重要的项目之一是受试者同意参与试验。这是通过签署知情同意书的程序完成的：①被准确地告知研究的目的、方法、风险、效益和替代研究；②理解这些信息及其与自身的临床情况或兴趣的关系；③自愿决定是否参与研究。

- 对潜在受试者和已纳入受试者的尊重：从受试者接受筛选开始（即使他们拒绝参与研究），到整个试验的过程和试验结束后，都应当尊重受试者。

一、纽伦堡法典（1947 年）

《纽伦堡法典》阐述了为符合患者保护的道德、伦理和法律要求而必须遵守的基本原则。《纽伦堡法典》的三个关键原则为符合伦理的研究奠定了基础：获得研究对象的同意、首先进行动物实验、研究监督。

二、世界医学协会——赫尔辛基宣言（1964 年至今）

《赫尔辛基宣言》的要点概述如下：

1. 医生的职责是保护患者生命、健康、隐私和尊严。
2. 研究必须遵循公认的科学指导原则。
3. 尊重环境和动物的利益。

4.研究计划必须提交伦理审查委员会：需要阐明伦理方面的考虑；需要阐明对于风险、负担和获益的预期。

5.研究只能由具备相应资质的人员来执行。

6.研究者对相关信息做出解释说明后，需要保证每个潜在受试者都被告知、充分理解，并且自由地做出决定。

7.必须在没有强制的情况下同意：对于无能力完成知情同意的受试者，需获取其法定监护人的同意；未成年人必须同意参与研究。

8.研究人员必须科学完整地报告研究结果。

三、国家生物医学和行为研究受试者保护委员会（1974 年）

由 1974 年《国家研究法案》建立。

需要机构审查委员会（IRB）：45 CFR 46（《联邦法规法典》第 45 篇：第 46 章）。

四、贝尔蒙特报告（1978 年）

- 对人的尊重（自主权）
- 知情同意
- 善行 / 不做违法的事
- 潜在风险和利益的评估
- 公正
- 公平选择参与者

五、临床研究中特殊的伦理问题——安慰剂的使用

《赫尔辛基宣言（第 5 次修订版）》中包括这样一项原则：新方法的获益、风险、负担和有效性应当与目前最佳的预防、诊断和治疗方法进行对比。

这似乎表示只要有标准的治疗方法，就无法在临床研究中使用安慰剂。尽管这一声明随后澄清不排除所有安慰剂的使用，但是其增加了对安慰剂使用，以及个体受试者的福利和社会效益之间的临床研究伦理审查的长期讨论和关注。其中一些研究在大多数发达国家被认为不道德，但基于不同地区的医疗水平则是合理的。这就提出了一个问题，即世界所有地区的伦理原则实践是否是相同的。

安慰剂的使用导致了潜在受试者伤害与研究的科学有效性之间的窘境。关于在临床研究中使用安慰剂的观点有两种极端的立场，如下所示。

1. 坚持安慰剂对照试验

在受试者同意参与并承受研究带来的风险和不适的前提下，安慰剂是首选的对照，除非它使受试者暴露于死亡或不可逆的严重损伤。

2. 对使用安慰剂的明确反对

只要存在标准治疗，使用安慰剂就是不符合伦理的。在这种情况下，应将研究治疗组与标准治疗组进行比较。

各方观点一致的是，对于威胁生命的疾病，或对于存在有效治疗的疾病，而安慰剂却可能导致潜在的不可逆损伤时，使用安慰剂是不可接受的。但是，剥夺受试者的标准治疗，以及使他们在较低程度上暴露于风险和不适，这是否符合伦理，仍然是一个难题。

一些生物伦理学家认为，如果在一项研究中，安慰剂是满足科学有效性所必需的，那么这就构成了一个有利于使用安慰剂的伦理论据，尽管这一理由并不充分。尊重受试者的自主性原则是使用安慰剂的另一个理由。

这一论点很大程度上依赖于在知情同意过程中披露安慰剂的风险；

然而，一些人认为这只是把伦理责任转移到了受试者身上。作为使用安慰剂的正当理由，披露的伦理可接受性取决于受试者对研究的理解的能力。

联邦法规和国际准则依赖于独立的伦理审查，以确保受试者不暴露于不必要的风险，包括使用安慰剂的风险。

参考文献

References

[1] Franciosi LG, Butterfield NN, MacLeod BA. Evaluating the process of generating a clinical trial protocol. *Proc AMIA* 2002: 1021.

[2] Chiacchlerini RP. Medical device clinical trial design, conduct, and analysis. In: *Health Care Technology Policy I: The Role of Technology in the Cost of Health Care* 1994: 278–85.

[3] Smith- Tyler J. Informed consent, confidentiality, and subject rights in clinical trials. *Proc Am Thorac Soc* 2007; 4 (2): 189–93.

[4] Schweickert W, Hall J. Informed consent in the intensive care unit: ensuring understanding in a complex environment. *Curr Opin Crit Care* 2005; 11 (6): 624–8.

[5] Gammelgaard A. Informed consent in acute myocardial infarction research. *J Med Philos* 2004; 29 (4): 417–34.

[6] Morin K, Rakatansky H, Riddick FA Jr, Morse LJ, O ' Bannon JM 3rd, Goldrich MS, Ray P, Weiss M, Sade RM, Spillman MA. Managing conflicts of interest in the conduct of clinical trials. *JAMA* 2002; 287 (1): 78–84.

[7] Helft PR, Ratain MJ, Epstein RA, Siegler M. Inside information: financial conflicts of interest for research subjects in early phase clinical trials. *J Natl Cancer Inst* 2004; 96 (9): 656–61.

[8] Sandman L, Mosher A, Khan A, Tapy J, Condos R, Ferrell S, Vernon A, Tuberculosis Trials Consortium. Quality assurance in a large clinical trials consortium: the experience of the Tuberculosis Trials Consortium. *Contemp Clin Trials* 2006; 27 (6): 554–60.

[9] Leap LL. Reporting of adverse events. *NEJM* 2002; 347: 1633–8.

[10] Rogers AS, Israel E, Smith CR. Physician knowledge, attitudes, and behavior related to reporting adverse drug events. *Arch Intern Med* 1988; 148: 1589–92.

[11] DeMets D, Califf R, Dixon D, Ellenberg S, Fleming T, Held P, Julian D, Kaplan R, Levine R, Neaton J, Packer M, Pocock S, Rockhold F, Seto B, Siegel J, Snapinn S, Stump D, Temple R, Whitley R. Issues in regulatory guidelines for data monitoring committees. *Clin Trials* 2004; 1 (2): 162–9.

[12] Morse MA, Califf RM, Sugarman J. Monitoring and ensuring safety during clinical research. *JAMA* 2001; 285: 1201–5.

[13] Lindquist M, Edwards IR. The WHO Programme for International Drug Monitoring, its database, and the technical support of the Uppsala Monitoring Center. *J Rheumatol* 2001; 28: 1180–7.

[14] Kessler DA. Introducing MEDWatch. A new approach to reporting medication and device adverse effects and product problems. *JAMA* 1993; 269 (21): 2765–8.

[15] Wittes J, Lakatos E, Probstfi eld J. Surrogate endpoints in clinical trials: cardiovascular diseases. *Stat Med* 1989; 8 (4): 415–25.

[16] Prentice RL. Surrogate endpoints in clinical trials: Definition and operational criteria. *Stat Med* 1989; 8 (4): 431–40.

[17] Gordon DJ. Cholesterol lowering and total mortality. In: Rifkind BM, ed. *Contemporary Issues in Cholesterol Lowering: Clinical and Population Aspects.* New York: Marcel Dekker; 1994.

[18] Collins R, Peto R, MacMahon S, Hebert P, Fiebach NH, Eberlein KA, et al. Blood pressure, stroke, and

coronary heart disease. Part 2, Short - term reductions in blood pressure: overview of randomized drug trials in their epidemiological context. *Lancet* 1990; 335: 827–38.

[19] Kleist P. Composite endpoints for clinical trials: current perspectives. *Int J Pharmaceut Med* 2007; 21 (3): 187–98.

[20] The CAPRICORN Investigators. Effect of Carvedilol on outcome after myocardial Infarction in patients with left - ventricular dysfunction: the CAPRICORN randomised trial. *Lancet* 2001; 357: 1385–90.

[21] Blackwelder WC. " Proving the null hypothesis " in clinical trials. *Control Clin Trials* 1982; 3: 345–52.

[22] Donner A. Approaches to sample size estimation in the design of clinical trials. *Stat Med* 1984; 3: 199–214.

[23] Wittes J. Sample size calculations for randomized controlled trials. *Epidemiol Rev* 2002; 24: 39–53.

[24] Altman DG. Confidence intervals for the number needed to treat. *BMJ* 1998; 317: 1309–12.

[25] Briggs A. Economic evaluation and clinical trials: size matters: the need for greater power in cost analyses poses an ethical dilemma. *BMJ* 2000; 321 (7273): 1362–3.

[26] Bernardo JM, Smith AF. *Bayesian Statistical Theory.* New York: Wiley, 2000.

[27] French S, Smith JQ, eds. *The Practice of Bayesian Analysis.* New York: Wiley, 1997.

[28] Geller J. FDA issues new guidance on device clinical trials and lessens the burden on IVD makers. *J Clin Eng* 2006; 31 (3): 119–20.

[29] Fleiss JL. The statistical basis of meta - analysis. *Stat Meth Med Res* 1993; 2: 121–45.

[30] Higgins PT, Thompson SG, Deeks JJ, Altman DG. Measuring inconsistency in meta - analysis. *BMJ* 2003; 327: 557–60.

[31] Normand SLT. Meta - analysis: formulating, evaluating, combining and reporting. *Stat Med* 1999; 18: 321–59.

[32] Whitehead A. *Meta- analysis of controlled clinical trials.* New York: Wiley, 2002.

[33] Pocock SJ, Clayton TC, Altman DG. Survival plots of time - to - event outcomes in clinical trials: good practice and pitfalls. *Lancet* 2002; 359: 1686–9.

[34] Newell DJ. Intention - to - treat analysis: implications for quantitative and qualitative research. *Int J Epidemiol* 1992; 21: 837–41.

[35] Bulpitt C. *Randomised Controlled Clinical Trials,* 2nd ed. Dordreicht: Kluwer Academic.

[36] Auleley GR, Giraudeau B, Baron G, Maillefert JF, Dougados M, Ravaud P. The methods for handling missing data in clinical trials influence sample size requirements. *J Clin Epidemiol* 2004; 57 (5): 447–53.

[37] Scott PE, Campbell G. Interpretation of subgroup analyses in medical device clinical trials. *Drug Inf J* 1997; 32: 213–20.

[38] Warda HM, Warda H, Bax J, Bosch J, Atsma D, Jukemi J, Van der Wall E, Schalij M, Demrawsingh P. Effect of intracoronary aqueous oxygen on left ventricular remodeling after anterior wall ST - elevation acute myocardial infarction. *A m J Cardiol* 2005; 96 (1): 22–4.

[39] Chatfield C, Collins AJ. *Introduction to Multivariate Analysis.* Oxford, UK: Chapman and Hall/CRC, 1981.

[40] Emanuel EJ, Wendler D, Grady C. What makes clinical research ethical? *JAMA* 2000; 283 (20): 2701–11.

[41] Ellenberg S, Fleming T. *Data Monitoring Committees in Clinical Trials: A Practical Perspective.* New York: Wiley, 2002.

[42] Dickersin K, Rennie D. Registering clinical trials. *JAMA* 2003; 290 (4): 516–23.

[43] FDA guidance document for ClinTrials.gov (http://www.fda.gov/cder/ guidance/4856fnl.htm).

[44] Chow SC, Liu JP. *Design and Analysis of Clinical Trials: Concept and Methodologies.* New York: Wiley, 1998.

[45] Friedman LM, Furberg CD, Demets D. *Fundamentals of Clinical Trials,* 3rd ed. New York: Springer Verlag, 1998.

[46] Fleiss JL. *Design and Analysis of Clinical Experiments.* New York: John Wiley, 1986.

[47] Pocock SJ. *Clinical Trials: A Practical Approach.* New York: Wiley, 1983.

[48] Cox DR. Regression models and life tables. *J Roy Stat Soc* 1972; B34: 187–220. Cochran WG, Cox GM. *Experimental Design,* 2nd ed. New York: Wiley, 1957.

[49] Mulrow CD, Cook DJ, Davidoff F. Systematic reviews: critical links in the great chain of evidence. *Ann Intern Med* 1997; 126 (5): 389–91.

[50] Senn S. *Cross- over Trials in Clinical Research,* 2nd ed. New York: Wiley, 2002.

[51] Lao CS. Application and analysis of repeated - measure design in medical device clinical trials: statistical considerations. *J Biopharm Stat* 2000; 10 (3): 433–45.

[52] Gayet JL. The OPTIMAAL trial: losartan or captopril after acute myocardial infarction. *Lancet* 2002; 360: 1884–5.

[53] Hill RA, Dündar Y, Bakhai A, Dickson R, Walley T. Drug - eluting stents: an early systematic review to inform policy. *Eur Heart J* 2004; 25: 902–19.

[54] Chen E, Sapirstein W, Ahn C, Swain J, Zuckerman B. FDA perspective on clinical trial design for cardiovascular devices. *Ann Thorac Surg* 2006; 82 (3): 773–5.

[55] Parides MK, Moskowitz AJ, Ascheim DD, Rose EA, Gelijns AC. Progress versus precision: challenges in clinical trial design for left ventricular assist devices. *Ann Thorac Surg* 2006; 82 (3): 1140–6.

[56] Grunkemeier GL, Jin R, Starr A. Prosthetic heart valves: objective performance criteria versus randomized clinical trial. *Ann Thorac Surg* 2006; 82 (3): 776–80.

[57] Zuckerman BD, Muni NI. Cardiovascular device development: an FDA perspective. *Am J Ther* 2005; 12 (2): 176–8.

[58] http://www.accessdata.fda.gov/scripts/cdrh/cfadvisory/details.cfm?mtg= 266.

[59] Transatlantic inter - society consensus (TASC) on management of peripheral arterial disease (PAD). *J Vasc Surg* 2000; 31: 1–296.

[60] ICAI Study Group. Prostanoids for chronic critical leg ischemia: a randomized, controlled, open - label trial with Prostaglandin E1. *Ann Intern Med* 1999; 130: 412–21.

[61] FDA Summary of Safety and Effectiveness (P040012). ACCULINK carotid stent system and RX ACCULINK carotid stent system, 2004.

[62] North American Symptomatic Carotid Endarterectomy Trial. Methods, patient characteristics, and progress. *Stroke* 1991; 22 (6): 711–20.

[63] Barnett HJ, Taylor DW, Eliasziw M, Fox AJ, Ferguson GG, Haynes RB, Rankin RN, Clagett GP, Hachinski VC, Sackett DL, Thorpe KE, Meldrum HE. Benefit of carotid endarterectomy in patients with symptomatic moderate or severe stenosis. North American Symptomatic Carotid Endarterectomy Trial Collaborators. *N Engl J Med* 1998; 339 (20): 1415–25.

[64] Endarterectomy for asymptomatic carotid artery stenosis. Executive Committee for the Asymptomatic Carotid Atherosclerosis Study. *JAMA* 1995; 273 (18): 1421–8.

[65] Department of Health and Human Services, Office of Inspector General. The globalization of clinical trials: a growing challenge in protecting human subjects. September 2001 OEI–01–00–00190. http://oig.hhs.gov/oei.

[66] Macrae DJ. The Council for International Organizations and Medical Sciences (CIOMS) guidelines on ethics of clinical trials. *Proc Am Thorac Soc* 2007; 4 (2): 176–8.

[67] Dreyfuss D. Beyond randomized, controlled trials. *Curr Opin Crit Care* 2004; 10 (6): 574–8.

附录 A　临床试验及统计学术语
Glossary of Clinical Trial and Statistical Terms

绝对风险差异：两组之间风险大小的差异。例如，如果一组患者有 15% 的风险感染某种疾病，而另一组感染该疾病的风险为 10%，则绝对风险差异为 5%。

调整分析：控制（或调整）患者重要基线特征不均衡的分析方法。

不良反应：指与药物 / 干预间存在合理可能的因果关联的不良事件。"不良反应"这一术语适用于所有干预措施。

不良事件：由于给药引起的有害反应。可能存在突发症状或随时间进展。

药物获批：美国 FDA 批准药物上市时必须经过一系列的审批过程，包括临床前试验和动物试验、临床试验新药（Investigational New Drug，IND）申请、临床试验安全性及有效性研究和由药物制造商提交的新药申请（New Drug Application, NDA）。NDA 经 FDA 批准后，该药物才正式获批。

臂：随机试验中的任何一个治疗组。大多数随机试验为双臂研究，但有些有三臂甚至更多。

脱落：研究过程中参与者的丢失（也称为患者失访）。在研究中失访的参与者通常被称为脱落。

基线：①在研究开始时收集的信息，可以用于衡量研究中存在的变异；②临床试验的初始时间点，即受试者开始接受试验治疗前的时间点。

偏倚：当某一观点不能获得无偏判断时，即可引起偏倚。在临床研究中，偏倚可以通过盲法和随机化等方法进行控制。

分类数据：可以分为 2 个或 2 个以上互不重叠的类别的数据，例如：种族和药物类型（阿司匹林、对乙酰氨基酚等）。如果这些类别是有序排列的，如不吸烟者、曾吸烟者、轻度吸烟者和重度吸烟者，这些数据称为有序数据。如果只有两类，则称为二分类数据。

因果效应：两个变量之间存在因果关系，例如一个变量的变化导致另一个变量的变化。因果关系可以通过诸如对照试验等试验性研究来证明（例如，实施干预可降低死亡率）。然而，因果关系往往不能通过观察性研究确定。

删失：用于结局为特定事件发生时间研究中的专业术语，用于描述结局未知的患者数据。如果只能得知患者直到某个时间点尚未发生事件，则"生存时间"在这个时间点视为删失。

卡方检验：基于检验统计量与卡方分布比较的统计检验。在 RevMan 分析中用于检验异质性的统计学意义。

临床研究者：负责实施临床试验方案的医学研究人员。

临床试验：旨在回答关于新疗法或已知疗法新用途等特定问题的研究。临床试验用于确定新的药物或治疗是否安全有效。严谨地进行临床试验是找到对人体有效的治疗方法的最快和最安全的方法。

临床意义：结果（如治疗效果）足够显著、对患者和医疗服务提供者具有实际意义。临床研究的假设通常基于临床显著疗效。这和统计学显著是不同的。评估临床显著要考虑到诸多因素，例如治疗效应值的大小、治疗疾病的严重程度、治疗的不良反应，以及治疗成本等。

队列：流行病学中，队列指一群具有某些共同特征的受试者。

合并症：除了研究主要关注的疾病外，同时存在的一种或多种其他疾病或健康问题。在针对某一疾病或健康状况的治疗措施的研究中，受试者可能存在其他会影响研究结局的疾病或健康状况（合并症可能是作为混杂存在）。

同情使用：在 FDA 最终批准药物用于人体之前，提供试验性治疗的方法。这一程序用于没有其他治疗选择的重症患者。通常情况下，药物或疗法的同情使用必须逐例获得 FDA 批准。

置信区间（CI）：对统计分析主要结果不确定性的度量。未知参数的估计通常以点估计值和 95% 置信区间的形式表示，例如试验干预组与对照组的比值比。这意味着在相同人群中进行重复抽样，95% 的样本的置信区间将包含未知参数的真实值。有时会使用 90% 和 99% 的置信区间。较宽的区间精度较低；较窄的区间精度较高。

置信限：置信区间的上限和下限。

混杂：与干预（或暴露）和感兴趣的结局均相关的因素。例如，如果试验组患者年龄平均小于对照组患者，会造成难以确定某一组的低死亡风险是由于干预还是由于年龄的差异所导致。此时年龄就被认为是混杂因素或混杂变量。随机化用来最小化试验组和对照组之间的混杂变量的不均衡。混杂是非随机研究存在的主要问题。

连续数据：在给定范围内可以任意取值的数据。例如，身高、体重和血压都是连续变量。

交叉试验：一种比较两种或两种以上干预措施的临床试验。在这种试验中，受试者在完成一种治疗后进行另一种治疗。例如，为了比较 A 和 B 两种治疗方案，受试者被随机分配到先 A 后 B 或先 B 后 A 的两组中接受治疗。交叉试验特别适用于相对稳定健康状况的治疗方法的研究，进行第一次干预的时间称为第一阶段，第二次干预在第二阶段期间进行。

受试者保密：指保护受试者的隐私，包括他们的个人身份信息和所有个人医疗信息。必须在试验前征得受试者同意将其医疗记录用于数据验证的目的，并且必须保证其保密性。

禁忌证：使用某些疗法可能有害的特定情况。有时该术语可能与"谨慎使用产品"这一完全不同的术语相混淆。

对照组：评价试验观察结果的标准。在临床试验中，试验组给予试验性药物 / 治疗，而对照组一般给予标准治疗或安慰剂。

对照试验：对照是评价试验观察结果的标准。在临床试验中，一组受试者给予试验药物治疗，而另一组（即对照组）给予标准治疗或安慰剂。

成本效益分析：一种从问题特有的整体健康的角度来评估效应、并描述获得额外健康收益所需支付成本的经济分析方法。

数据安全监查委员会（DSMB）：由社会代表和临床研究专家共同组成的独立委员会，在临床试验进行过程中负责数据审查，以确保受试者不会暴露于高危风险。如果存在安全性问题或已达到试验目的，DSMB 可以建议停止试验。

因变量：自变量变化产生的结局或应答。在临床试验中，结局（研究者不能直接控制）是因变量，而治疗组是自变量。

诊断试验：指的是为了更好地诊断某种疾病或健康状况而进行的检测或流程。诊断试验通常纳入有研究疾病迹象或症状的人群。

分布：总体或样本中某一变量值的集合，有时称为经验分布。

剂量范围研究：使用两种或两种以上剂量的药剂（如药物）相互对照以确定最安全有效剂量的临床试验。

剂量依赖：与使用药物量相关（如剂量）的药物反应。试验有时是为了测试同一种药物不同剂量的安全性及有效性。

剂量依赖范围：治疗量与治疗效果间的关系。在 Meta 分析中，剂量反应关系可以使用 Meta 回归进行探索。

双盲试验：指受试者和研究人员都不知道具体试验分组的临床试验设计。由于医生和受试者对试验药物的主观预期疗效不会对结局产生影响，双盲试验被认为能够产生客观的结果。

药物相互作用：当一种药物与另一种药物同时使用时导致的疗效改变，可能会导致其中某一药物作用的增强或减弱，也可能会导致 2 种药物单独使用时通常不存在的不良反应。

效力（Effectiveness）：在通常情况下，某种特殊干预所达到其预期疗效的程度。例如，某一用于缓解疼痛的器械能够有证据证明其能够达到缓解疼痛的目的。

有效性（Efficacy）：在理想条件下，干预能够产生有益效果的程度。评估有效性的临床试验有时被称为解释性试验。药物或治疗的有效性可以被定义为无论剂量如何，药物或治疗产生最大疗效。在某一药物试验剂量时能够有效治疗某一适应证的药物即可认为通过了有效性试验。

入选标准：受试者选择的简要准则，包括入选和排除标准。

试验性：基于试验数据，而非理论。

终点：研究方案设计评估的总体结局。

流行病学：研究疾病在人群中的发生率、分布情况和防治策略的医学分支学科。

试验药物：未经 FDA 批准用于人体或治疗某种特定疾病的药物。

均衡：某人认为两种治疗方法均对他 / 她具有更好的疗效，是一种不确定的状态。

等效性试验：旨在确定两种或两种以上治疗的反应是否在临床上不具有显著疗效差异的试验，通常通过真正的疗效差异在临床可接受差异的等效性水平的上限和下限范围内来进行证明。

美国食品药品管理局（FDA）：负责确保所有药物、生物制品和医疗器械用于疾病诊断、治疗和预防的安全性和有效性的美国卫生与公共事业部门。

《临床试验质量管理规范》（GCP）：临床试验设计、实施、执行、监管、审核、记录、分析和报告的基本准则。GCP 保证数据和结果来源于可靠的科学和道德研究，是适用于高度具体化任务的一系列要求、标准和建议。

历史对照：指数据收集时间早于研究组别的对照组。由于试验组和对照组之间存在时间差异导致的风险、预后和医疗保健的系统性差异，使用历史对照的研究存在较大偏倚。

假设：作为推理或论证的基础，或作为试验研究的指导而提出的推测或假设。

入选 / 排除标准：决定受试者是否被允许参加临床试验的医学或社会

标准。这些标准是根据年龄、性别、疾病类型和阶段、既往治疗史和其他医疗条件等因素制订的。

知情同意：在决定是否参加临床试验前了解临床试验关键信息的过程，同时也包括在整个研究过程中为受试者提供信息的持续过程。为了帮助受试者决定是否参与试验，参与试验的医生和护士需要向受试者解释研究的详细信息。

知情同意文件：记录研究参与者权利的文件，该文件包括关于研究的详细信息，如研究目的、持续时间、必要程序和关键联系人。风险和潜在收益在知情同意文件中也会进行说明。受试者决定是否签署文件。知情同意并非合同，受试者可以随时退出试验。

机构审查委员会（IRB）：是一个由医师、统计学家、研究人员、社会倡导者和其他人员组成的委员会，负责确保临床试验符合伦理，并保护受试者的权利。美国所有的临床试验在开始前必须得到 IRB 的批准。根据联邦法规，任何进行或支持涉及人体的生物医学或行为学研究机构都必须有一个初始批准并定期审查的 IRB，以保护受试者权利。

意向性分析：按照受试者随机组别信息对临床试验结果进行分析，即使受试者未接受该种治疗。

干预措施：研究的主要干预措施。

期中分析：在试验正式完成前任何时间进行的干预组间比较的分析，通常是在入组结束前进行。通常与早期终止规则一起使用，以便在不必要地将受试者置于危险中时可以停止试验。期中分析的时间和频率应在研究方案中预先规定。

临床试验新药（IND）：用于临床试验的新药，包括抗生素或生物药，以及用于体外诊断目的的生物制品。

对数刻度：使用数值的对数而非原始数值作为刻度。在 RevMan 软件森林图的对数刻度中，1 和 10 之间的距离等于 10 和 100 之间的距离，或者 100 和 1000 之间的距离。当数值的范围很大时，可以使用对数刻度进行转换，或者用对数刻度表示比率。参见线性刻度。

logistic（逻辑）**回归**：将个体患病或发生其他结局的可能性作为危险因素或干预措施的函数进行建模的回归分析方法。常用于二分类结局指标，特别是用于调整分析中。

设盲：隐藏干预分配措施。

医疗器械：定义如下的一种干预措施。

- 用于诊断、治疗、缓解或预防疾病。
- 影响人体的结构和功能。
- 不通过化学反应达到预期用途。
- 不会发生代谢。

均值：通过将所有观测值相加并除以观测值个数计算出的平均值。

均值差：（在 Meta 分析中）当各组的均值、标准差和样本量都已知时，用于综合度量连续变量（如体重）的方法。各项研究均值差的权重（例如，各项研究对 Meta 分析的总体结果影响程度的大小）取决于其效应估计值的精度。

中位数：按顺序排列的一组数据中居于中间位置的观测值。

Meta 分析：在系统综述中使用统计方法来整合纳入研究的结果。有时作为系统综述的同义词被误用，系统综述包括 Meta 分析。

多因素分析：在分析一组数据时，测量多个变量的影响，例如观察年龄、性别和职业对研究结局的影响。通过回归分析进行多因素分析。

自然历史研究：研究某物（如生物或疾病）在一段时间内的自然发展。

新药申请（NDA）：药物制造商在临床试验完成后向 FDA 提交的申请，申请适用于某一特殊适应证药物的上市批准。

正态分布：具有已知特性的统计分布，通常作为分析连续数据的模型基础。这类分析的关键假设是数据关于均值对称分布，分布的形状可以用均值和标准差来描述。

非劣效试验：确定一种新疗法的效果不劣于标准疗法，两者间差异不超过预先设定值的临床试验设计。相当于等效试验的单侧形式。

零假设：某一变量（例如，分配给受试者的治疗方案）与另一个变量或一组变量（例如，受试者是否死亡）没有关联，或者 2 个或多个总体分布间不存在差异。简单地说，零假设表明研究因素（如治疗）对结局（如死亡风险）没有影响。

超适应证用药：药物用于 FDA 批准的适应证外的治疗。

开放标签试验：在临床试验中，医生和受试者均知道受试者正在使用的是哪种药物或疫苗。

罕见药：FDA 分类，指用于治疗罕见疾病和身体状况的药物。

观察性研究：研究人员不进行干预而只观察事件过程的研究。研究某一特征的变化或差异（例如，人们是否接受了感兴趣的干预措施）与其他特征的变化或差异之间的关系。

比值比：一组某一事件发生的概率与另一组某一事件发生的概率之比。在疗效研究中，通常使用治疗组的概率除以对照组的概率。比值比为 1 表示两组间无差异。对于不希望出现的结果，比值比小于 1 表明干预在降低该结果的风险方面是有效的。当风险很小时，比值比与危险比非常相似。

单尾检验：拒绝零假设的值完全位于概率分布单侧尾部的假设检验。检测一种治疗方法是否优于另一种（而不是检测一种治疗方法是否优或劣于另一种）即为单尾检验（也称为单侧检验）。

开放临床试验：这个词有几个可能的含义，如下所示。

1. 在临床试验中，研究者和受试者都知道哪种干预措施被用于哪个受试者（即没有设盲）。随机分配在这样的试验中可能会或不会使用。有时被称为开放标签设计。

2. 在临床试验中，研究者决定使用哪种干预措施（非随机分配），有时被称为开放标签设计（但一些被称为开放标签试验是随机的）。

平行试验：同时比较 2 组受试者的试验，其中一组接受感兴趣的干预措施，另一组是对照组。一些平行试验有 2 个以上的比较组，一些试验旨在比较不同的干预措施而不包括非干预对照组。

符合方案集分析：一项对随机对照试验受试者子集的分析，这些受试者充分遵守了治疗方案，确保他们的数据可能显示出治疗效果。这个子集在定义时需考虑接受治疗、测量可及性和无主要方案偏离。由于不依从方案的原因可能与治疗有关，因此符合方案分析策略可能存在偏倚。

后验分布：贝叶斯统计分析的结果，描述某个结局不同取值的可能性的概率分布（如治疗效果）。它综合考虑了研究前的信息（先验分布）和研究中观察到的数据。

前瞻性研究：在评估干预措施效果时，根据目前的风险状况或暴露程度来识别研究人群，并随着时间的推移跟踪观察结果的研究。随机对照试验通常是前瞻性研究。队列研究通常是前瞻性或回顾性的，而病例对照研究通常是回顾性的。在流行病学中，前瞻性研究有时被误认为队列研究的同义词。

P 值：如果实际上零假设为真，在一项研究中观察到的结果（或更极端的结果）偶然发生的概率（范围为 0～1）。在 Meta 分析中，总体效应的 P 值评估的是干预组间差异的总体统计学意义，而异质性统计量的 P 值评估的是各研究中观察到的效应间差异的统计学意义。

药物代谢动力学：药物或疫苗在机体内吸收、分布、代谢和排泄的过程。

安慰剂：安慰剂是一种没有治疗价值的无效的药丸、液体或粉末。在临床试验中，试验性疗法常与安慰剂相比较以评估治疗效果。

安慰剂对照研究：一种研究药物的方法，其中一组受试者服用一种无效的物质（安慰剂），而另一组受试者服用试验药物。

安慰剂效应：在使用或服用某种物质后发生的身体或情绪上变化，而不是该物质的任何特殊性质的结果。这种改变可能是有益的，反映了受试者的期望，通常也反映了给予该物质的人的期望。

临床前研究：试验疗法在试管或动物身上进行的试验——在进行人体试验前进行的试验。

预防试验：以找到更好的方法来预防从未患过此病的人患病或预防疾

病复发为目的的试验。这些方法可能包括药物、维生素、疫苗、矿物质或生活方式的改变。

研究方案：所有临床试验基于的研究计划。该计划经过精心设计，旨在保障参与者的健康，并回答特定的研究问题。研究方案描述了什么样的人可以参加试验；试验时间表、流程、药物和剂量；以及研究持续时间。在临床试验中，研究人员会定期监查遵循方案的受试者，以监测其健康状况，并确定治疗的安全性和有效性。

生活质量试验（或支持性保健试验）：探索改善慢性病患者舒适度和生活质量方法的试验。

随机化：受试者被随机分配到任一治疗组的方法。随机化通过将具有特定特征的人平等分配到所有试验组进而最大限度地减少组间差异。研究人员不知道哪种治疗方法更好。

随机试验：受试者被随机分配到临床试验2个或多个治疗组中的试验。有时会使用安慰剂。

副作用：药物或治疗的任何不良作用或效应，必须评估试验药物的即时和远期副作用。

单盲研究：研究者或受试者中的任意一方不知道受试者正在使用何种药物的研究。

标准治疗：目前广泛使用并得到FDA批准的治疗方法，并且对某种疾病或情况的治疗有效。

治疗标准：基于当前最先进的受试者治疗水平的治疗方案或医疗管理。

统计学意义：指某一事件或差异单独偶然发生的概率。

研究终点：用来判断治疗有效性的主要或次要结局。

敏感性分析：用来确定研究或系统综述的结果对分析方法变化的敏感性。敏感性分析用于评估数据、使用方法的不确定决策或假设对于结果稳健性的影响。

标准差（SD）：对一组观测值离散程度的度量，通过与样本均值的平均差异进行计算。

标准误（SE）：统计量样本分布的标准差。从总体样本中抽取的测量值因样本而异。标准误是样本统计量在所有样本量相同的可能样本上的变异。标准误随着样本量的增加而减小。

统计学显著：一个不太可能由于机会偶然发生的结果。这种判断的通常标准是，如果原假设为真，则出现当前结果（或更极端的结果）由于机会偶然出现的可能性小于 0.05。统计学检验通过得到 P 值来评估统计学显著。

分层：把整体人群分成若干相互排斥的、具有共同特征的子集的过程，如年龄组、性别或社会经济地位。可以比较这些不同分层间的差异以观察治疗效果在不同的亚组之间是否不同。参见亚组分析。

终止原则：允许在预定的时间对临床试验进行期中分析，同时将 I 类错误保持在预定水平的流程。

亚组分析：在这种分析中，干预效果是在受试者的一个既定亚组或是补充亚组中评估的，如按性别或年龄分类。试验样本量太小时亚组分析没有足够的统计效能。

替代终点：通常是可以相对快速和容易测量的生理或生化指标，并被视为重要临床结局的预测指标。通常在需要长时间随访观察临床结局时使用替代终点。例如，血压对患者而言直接作用并不重要，但它通常被用作临床试验的结局指标，因为它是卒中和心脏病发作的危险因素。

回顾性研究：在研究开始前受试者已经发生了结局的研究类型。病例对照研究通常是回顾性的，队列研究有时是，而随机对照试验不可能是回顾性研究。

t 检验：从 t 分布中得到的统计假设检验。常用于比较两组连续性数据（也称为 Student t 检验）。

毒性：药物对受试者健康有害的不良反应。药物的毒性水平根据药物治疗的疾病情况而变化。

双尾 *t* 检验：拒绝零假设的值完全位于概率分布的双侧尾部的假设检验。检测一种治疗措施是否优于或劣于另一种（而不是检测一种治疗措施是否仅仅优于另一种）即为双尾检验（也称为双侧检验）。

洗脱期 / 洗脱阶段：在交叉试验中，第一次治疗结束之后，第二次治疗开始前的阶段。洗脱期的目的是为了让第一次治疗干预的任何有效作用在新的治疗干预开始之前消失。

附录 B 缩略语英汉对照
Abbreviations in English and Chinese

AE	adverse event	不良事件
ACE	angiotensin converting enzyme	血管紧张素转化酶
ANDA	abbreviated new drug application	新药申请简表
ARR	absolute risk reduction	绝对风险降低
BMS	bare metal stent	金属裸支架
CBER	Center for Biologics Evaluation and Research（FDA）	生物制品评价与研究中心（FDA）
CDHR	Center for Devices and Radiological Health（FDA）	器械和放射健康中心（FDA）
CDER	Center for Drug Evaluation and Research（FDA）	药物评价和研究中心（FDA）
CE marking	a mandatory European marking for certain product groups to indicate conformity with the essential health and safety requirements set out in European directives	针对某些产品类别的强制性欧洲标识，以表明符合欧洲所规定的基本健康和安全要求
CFR	Code of Federal Regulation	联邦法规法典
CMS	Centers for Medicare and Medicaid Services	医疗保险和医疗救助服务中心
CRA	clinical research associate	临床监查员

CRF	case report forms	病例报告表
CRPAC	clinical research policy analysis and coordination	临床研究政策分析与协调
CRO	clinical research organization	临床研究组织
CLI	critical limb ischemia	严重肢体缺血
DCF	data correction forms	数据校正表
DES	drug eluting stent	药物洗脱支架
DOB	date of birth	出生日期
DOD	date of death	死亡日期
DSMB	Data Safety Monitoring Board	数据安全监查委员会
EC	Ethics Committee	伦理委员会
ELA	excimer laser atherectomy	准分子激光斑块消融术
FDA	Food and Drug Administration	（美国）食品药品管理局
FWA	Federal Wide Assurance	联邦通用证书
LACI	laser angioplasty for critical limb ischemia	激光血管成形术治疗重度肢体缺血
LOI	letter of intent	意向书
GCP	Good Clinical Practice	临床试验质量管理规范
GMDN	global medical device nomenclature	全球医疗器械命名法
HDE	humanitarian device exemption	人道主义器械豁免
HIPAA	Health Insurance Portability Accountability Act	健康保险携带和责任法案
HUD	humanitarian use device	人道主义器械

ICF	informed consent form	知情同意书
IDE	investigational device exemption	器械研究临床豁免
IND	investigational new drug	临床试验新药
IRB	Institutional Review Board	机构审查委员会
NDA	New drug application	新药申请
NIH	National Institute of Health	美国国立卫生研究院
NSR	nonsignificant risk	非重大风险
MACE	major adverse cardiac events	主要不良心脏事件
MI	myocardial infarction	心肌梗死
OHRP	Office of Human Research Protection	人类研究保护办公室
OPC	objective performance criteria	目标值
PAD	peripheral artery disease	周围动脉疾病
PI	principal investigator	主要研究者
PMA	premarket approval	上市前许可
PTA	percutaneous transluminal angioplasty	经皮腔内血管成形术
RAS	renin–angiotensin system	肾素 – 血管紧张素系统
RRR	relative risk reduction	相对风险降低
SAE	serious adverse event	严重不良事件
SAP	statistical analysis plan	统计分析计划
SFA	superficial femoral artery	股浅动脉
SR	significant risk	重大风险
SOP	standard operating procedures	标准操作规程

SSN	social security number	社会安全号
TASC	TransAtlantic Inter–Societal Consensus	泛大西洋协作组织
TLR	target lesion revascularization	靶病变血运重建
TVR	target vessel revascularization	靶血管血运重建
UADE	unanticipated adverse device effect	非预期器械不良反应
WHC	weighted historic control	加权历史对照